U0245944

环境与皮肤

Environment and Skin

主　编　Jean Krutmann　Hans F. Merk

主　译　刘　玮　马彦云

译　者　刘　玮　空军特色医学中心皮肤科
　　　　马彦云　复旦大学人类表型组研究院
　　　　谈益妹　上海市皮肤病医院皮肤与化妆品研究室
　　　　张馨元　上海馥盾检测技术有限公司
　　　　徐　扬　复旦大学生命科学学院

人民卫生出版社
·北　京·

First published in English under the title

Environment and Skin

edited by Jean Krutmann and Hans F. Merk

Copyright © Springer International Publishing AG, 2018

This edition has been translated and published under licence from Springer Nature Switzerland AG.

图书在版编目（CIP）数据

环境与皮肤 /（德）吉恩·克鲁特曼
（Jean Krutmann),（德）汉斯·F. 默克（Hans F. Merk）
主编；刘玮，马彦云主译 . —北京：人民卫生出版社，
2023.11

ISBN 978-7-117-34250-6

Ⅰ.①环⋯   Ⅱ.①吉⋯②汉⋯③刘⋯④马⋯   Ⅲ.
①皮肤病毒病—皮肤病学   Ⅳ.①R752

中国版本图书馆 CIP 数据核字（2022）第 247193 号

人卫智网	**www.ipmph.com**	医学教育、学术、考试、健康， 购书智慧智能综合服务平台
人卫官网	**www.pmph.com**	人卫官方资讯发布平台

图字:01-2020-3317 号

环境与皮肤
Huanjing yu Pifu

主　　译: 刘　玮　马彦云
出版发行: 人民卫生出版社（中继线 010-59780011）
地　　址: 北京市朝阳区潘家园南里 19 号
邮　　编: 100021
E - mail: pmph @ pmph.com
购书热线: 010-59787592　010-59787584　010-65264830
印　　刷: 北京顶佳世纪印刷有限公司
经　　销: 新华书店
开　　本: 787 × 1092　1/16　　印张: 9
字　　数: 157 千字
版　　次: 2023 年 11 月第 1 版
印　　次: 2023 年 11 月第 1 次印刷
标准书号: ISBN 978-7-117-34250-6
定　　价: 118.00 元

目　录

第 I 部分　概念和方法

第 II 部分　环境对皮肤的威胁

第Ⅰ部分

概念和方法

第一章　皮肤屏障

Hans F. Merk

皮肤是身体和环境之间的主要接触面。在大多数情况下，皮肤是一个完美的屏障；然而，它受一些因素的影响，如皮肤局部暴露的化合物的化学性质，浓度、接触时间、暴露频率和暴露表面积影响渗透量，这可能会引发局部反应（包括刺激、敏化和炎症），也可能会渗透并进入体循环，导致全身反应[1,48]。

皮肤作为屏障器官有以下几道防线：

- 作为化学及物理屏障的角质层
- 表皮和真皮的免疫活性细胞
- 表皮细胞（如角质形成细胞）以及抗原呈递细胞（如朗格汉斯细胞）中的异生代谢酶库
- 表皮黑素单位及其在色素沉着和紫外线辐射防护中的作用

皮肤的主要化学及物理屏障位于皮肤的最外层，即角质层，其由脂质区域包围的角质细胞组成。角蛋白是主要的蛋白质；然而，角蛋白需要与其他几种蛋白质一起，才能发挥最终的屏障作用。丝聚蛋白便是其中的蛋白质之一。因此，丝聚蛋白是在角质层正常形成屏障所必需的蛋白质。如果丝聚蛋白发生纯合突变，且无活性丝聚蛋白产生[2]，则这种蛋白的表达减少与特应性皮炎和寻常型鱼鳞病的发生有关[2]。角质层中细胞的含水量为 10%~15%，远远低于表皮基底区——基底层的角质形成细胞的含水量，或身体其他细胞 75%~85% 的含水量。因此，表皮中存在水浓度梯度，从而导致水分损失，其水分损失远高于在高达 29℃的室温下通过出汗产生的水分损失。在这种情况下，总量为约 500ml/ 天，扩散梯度为 0.5~1.0mg/（cm²·h⁻¹）。扩散梯度被角质层高度控制，如果去除角质层，则经表皮水分流失（TEWL）将成倍增长。由此可见，TEWL 与皮肤的屏障功能息息相关[3]。健康皮肤角质层的 pH 约为 4.6~5.6；意味着其为酸性。这种酸度是神经酰胺和脂质的正常生产所必需的，因为它是 β- 葡萄糖脑苷脂酶和鞘磷脂酶等酶的起正常作用的先决条件[4]。脂质结构域对皮肤屏障功能非常重要，可以保护皮肤免受大多数可能接触到的异生物质的损害。然而，也存在一些例外，例如具有高亲脂性的化合物,因为其能够沿着脂质域最大程度地渗透进去。脂质结构域由长链神经酰胺,游离脂肪酸和胆固醇等主要脂质类别组成。然而,他们的组织不同于其他生物膜。在角质层中,存在两个层状相,重复距离约为 6nm 和 13nm。此外,层状相中的脂质主要形成结晶横向相,但最可能的是脂质亚群形成液相[5]。影响异生物质吸收的其他因素包括它们在载体中的浓度,接触持续时间,暴露的表面积以及分子量和刺激性[4]。在特定环境、职业或消费者皮肤暴露于异生物质,包括药物及化妆品,会导致经皮吸收和渗透。药物化合物与化妆品或消毒剂(包括天然产物和植物提取物)之间也可能会发生相互作用[6,7]。除了对皮肤及其屏障功能的直接作用外,免疫介导的皮肤效应和全身效应也是主要关注点。因为职业关系,皮肤接触金属、环氧树脂和丙烯酸树脂、橡胶添加剂和化学中间体,以及消毒剂中的组成成分,可能会导致免疫介导效应,如引发皮炎和荨麻疹[8]。此外,皮肤暴露于复杂混合物,过度洗手,过度使用洗手液,或皮肤经常处于潮湿工作环境,都是增加异生物质吸收和渗透的可能因素[8]。下表综述了可能会造成局部或全身毒性反应的主要异生物质(表 1-1)[9]。

角质层不仅抵御了大多数异生物质,也是紫外线等物理因素的屏障。在此影响力下,角质形成细胞的分化发生改变,角质层增大,从而提高其吸收紫外线的能力。

表 1-1　具有明显局部或全身毒性的异种生物[7,9-12]

除草剂
百草枯
一氯醋酸
农药 / 杀虫剂(有机磷)[a]
溴甲烷
马拉硫磷
士的宁
双甲脒
拟除虫菊酯
毒死蜱
二嗪磷
N,N- 二乙基间甲苯甲酰胺
皮肤药物
外用 β 受体阻滞剂
外用 α₂ 激动剂
多佐胺 / 布林佐胺
外用前列腺素类似物
米诺地尔
硝酸甘油
间苯二酚酞
维甲酸
阿达帕林
水杨酸
磺胺醋酰钠
尼古丁
糖皮质激素
职业原因接触
三氯乙烯
林旦
铬
机油

续表

氢氟酸

异氰酸酯

增塑剂(最常见的是邻苯二甲酸酯)[b]

药妆品和其他

汞

苯酚

砷

　[a] 仅在美国,经注册的有机磷农药就超过 40 种,美国环保署(EPA)估计,2007 年应用量约为 3 300 万磅[8]。

　[b] 邻苯二甲酸酯无处不在,被广泛用于制造建筑材料、家居用品、服装、化妆品、药品、营养补充剂、医疗器械、假牙、儿童玩具、荧光棒、造型黏土、食品包装、汽车、润滑剂、蜡、清洁材料以及杀虫剂[8]。

　角质层是表皮上完美的化学物理屏障和保护伞。而表皮本身也起到了屏障作用,因为它是免疫系统的第一道防线,也是异生物质的代谢器官。此外,表皮还可以保护皮肤免受紫外线辐射的伤害。表皮具有几种高度特化细胞,通过一些相互作用的信号传递过程彼此连接。角质形成细胞是表皮的主要部分,其不仅作为角质层角质细胞的来源,而且还参与炎症反应,

例如通过产生和释放多种细胞因子,调节炎症过程。角质形成细胞在维生素 D 的合成中起主要作用,并且能够通过诸如由异生物质诱导的细胞色素 P450 同工酶等酶来代谢异生物质(图 1-1)[21,44]。约 90% 的表皮细胞是角质形成细胞;其他细胞为黑色素细胞,抗原呈递树突细胞——朗格汉斯细胞和默克尔细胞(表 1-2)。

表 1-2　皮肤中的异生生物代谢酶

皮肤中的异生生物代谢酶

细胞色素 P450

黄素依赖性单加氧酶(FMO)

环氧合酶(COX1/COX2)

乙醇脱氢酶(ADH)

醛脱氢酶(ALDH)

NAD(P)H:醌还原酶(NQR)

环氧水解酶(EH)

酯酶 / 酰胺酶

谷胱甘肽 S- 转移酶(GST)

UDP- 葡萄糖醛酸转移酶(UGT)

磺基转移酶(SULT)

N- 乙酰转移酶(NAT)

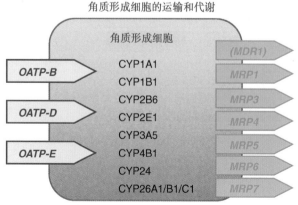

图 1-1　人体角质形成细胞中已表征的细胞色素 P450(CYP)和流入蛋白(OATP)以及外排蛋白(MDR/MRP)[13-19]

黑色素细胞即产生黑色素的树突细胞，其在 UV 辐射下被转运至相连的角质形成细胞，并且该黑色素细胞与约 30~40 个角质形成细胞共同形成黑色素细胞——角质形成细胞单位，在保护皮肤免于 UV 损伤中起主要作用。UVB 光诱导角质形成细胞中维生素 D 的合成，也增强了丝聚蛋白的表达，进而改善了角质层的屏障形成[2]。

此外，皮肤还含有免疫活性细胞，包括抗原呈递树突细胞和 T 淋巴细胞。它们作为免疫系统的第一道防线，起着重要的作用，但也可能会导致由环境危害引起的致敏和炎症反应[20]。表皮抗原呈递树突细胞——朗格汉斯细胞——能够对抗原敏感，从而导致免疫耐受或对这些化合物的超敏反应。皮肤的这种致敏过程的一个相当特殊的特点是，皮肤特别能诱发对小分子量化合物的超敏反应，就像过敏性接触性皮炎或药物过敏一样。能引起过敏性接触性皮炎的化合物有几千种，而能引起过敏性支气管哮喘的小分子量化合物只有 80~100 种物质[17,21]。此外，如需诱导小鼠肺部的过敏反应，首先必须通过皮肤使其过敏。仅依靠吸入，并不能产生主要致敏作用[3,46]。

最常见的皮肤病中，有两种炎性皮肤病——湿疹和银屑病，其病理生理学与皮肤屏障功能障碍密切相关。上文已经提及丝聚蛋白在特应性皮炎病理生理学中的作用。湿疹和银屑病的病理症状依赖于 Th1 细胞介导的免疫应答过程。如湿疹形成的情况下，我们需要区分特应性皮炎，其通常由 Th2 依赖性过敏反应触发，而在浸润的 T 淋巴细胞向 Tc1 型淋巴细胞转换后，湿疹会像变应性接触性皮炎（由 Tc1 型淋巴细胞触发和诱发）一样形成[28,33]。特应性皮炎通常由源自例如尘螨，食物过敏原等蛋白质抗原引发，而过敏性接触性皮炎则由小分子量化合物触发。

几个世纪以来，皮肤科医生都是用煤焦油制剂治疗湿疹和银屑病这两种疾病，煤焦油制剂的主要细胞靶标是被称为芳基烃受体（AhR）的配体依赖性转录因子[23]。它被认为是某种类似于异生物质的传感器，最初被发现时作为 2,3,7,8- 四氯二苯并对二噁英（TCDD）在人体和其他哺乳动物中的毒性介质，以及作为异种细胞代谢酶诱导性表达的调节剂，包括细胞色素 P450（CYP）1A1、1A2 和 1B1[23,25]。然而，它忽略了这种蛋白质受体的基本生物学作用，包括皮肤屏障的形成[26]。早期研究已表明，局部应用煤焦油诱导皮肤中的 AhR 依赖性异生细胞代谢酶，例如细胞色素 P450 依赖性 CYP1A1 或 1B1，其在当时被催化测定为芳基烃 - 羟化酶（AHH）活性[27,45]。近期研究已表明，煤焦油的局部应用及其对 AhR 的激活诱导表皮分化，并增强特应性皮炎病变皮肤中丝聚蛋白的表达[28,29]。多年来，凡士林在皮肤病学和美容学中一直充当常见的保湿剂，例如用于特应性皮炎的维持治疗。局部使用凡士林还会诱导丝聚蛋白和其他关键屏障分化标记物如兜甲蛋白的表达，导致"正常表现"或非病变 AD 皮肤的角质层增厚。在屏障受损的状态下，凡士林的这种有利分子反应可能与煤焦油中仍然存在的微量多环烃相关，通过 AHR 介导其对屏障形成的影响[30]。除了这些 AhR 诱导对形成皮肤屏障的影响之外，研究表明 AhR 通过影响免疫活性细胞也可以调节免疫应答，例如不同的 T 细胞亚群，包括 Th17 细胞，其通常通过激活 AhR 来降低皮肤炎症反应的严重程度[31]。近期观察表明，对患有湿疹或银屑病等慢性炎症性疾病的患者施用煤焦油的效果可能依赖于 AhR 信号转导的状态。在"健康"条件下存在"经典信号转导"，其中 AhR 在结合 ARNT（AHR 核转位子）后诱导 AhR 基因群；如果 AhR 长期被诱导则是"非经典信号转导"，例如在慢性炎症性疾病中那样[23]。

在"经典信号转导"条件下，AhR 的诱导增加了致癌作用，皮肤老化或色素沉着过度的风险，而在"非经典信号转导"条件下，诱导 AhR 导致 AhR 从非经典传导转变为经典 AhR 信号转导，从而减少炎症并使表皮分化和屏障形成正常化[24]。近期研究发现煤焦油和凡士林软膏中 AhR 配体的作用及其对在特应性皮炎的病理生理学中起核心作用的蛋白质（如丝质蛋白）的靶向作用，可以提高可使用的活性成分的筛选率。这些活性成分可用于屏障形成受损和炎症反应的皮肤病[32]。这也就使得 AhR 成为皮肤药理学新药的靶蛋白首选。最近 tapinarof（GSK2894512）已被定性为 AhR 配体，并且作为治疗特应性皮炎和银屑病的潜在候选药物[38]。

表 1-1 总结了皮肤中异生物代谢酶，这些酶是在皮肤中检测到的最重要的酶且于最近进行了综述[14,21]。这些酶的生理作用是使异生物质解毒，从而从体内消除。然而，异生物质在此代谢过程中可能被化学激活，导致其与细胞的关键分子结合，进而甚至可能导致小分子量化合物致癌或小分子量的化合物致敏作用。异生物质的代谢分为 I 期反应：在此期间大多数化合物被氧化成高活性物质，其在 II 期反应中通过环氧化物水解酶和转移酶进一步代谢成更多可被消除的水溶性化合物。能够实现异生物质代谢 III 期的蛋白质是转运蛋白，其能够使这些化合物流入和流出（图 1-1）[47]。异生物质代谢酶，包含细胞色素 P450 同工酶，其表达取决于角质形成细胞的分化水平，例如，大多数细胞色素 P4501 存在于基底角质形成细胞中[13]。此外，与正常角质形成细胞相比，一些特殊的角质形成细胞如毛囊的角质形成细胞具有更高的 CYP 依赖性酶活性[25,45]。近期研究表明，特别是抗原呈递的树突状朗格汉斯细胞具有更高 CYP 依赖性酶活性，其能够将二甲基苯并蒽（DMBA）

代谢成致癌衍生物,从而导致角质形成细胞基因的关键突变,而相同的CYP 依赖性活性在角质形成细胞中不足以激活 DMBA[34]。该观察结果与其他抗原呈递细胞(如单核细胞)表达大量 CYP 1B1mRNA 的发现一致(图 1-1 和图 1-2)[35]。在蛋白质水平上,已显示存在 CYP1A1、2B6、2E1 和3A。在 mRNA 水平上,用地塞米松处理角质形成细胞导致 CYP3A4 的诱导和 CYP3A5 的下调[13](表 1-3)。

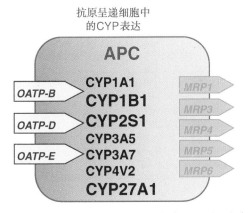

图 1-2　已在抗原呈递细胞中表征的细胞色素 P450(CYP)及流入蛋白(OATP)以及外排蛋白(MDR/MRP)[34,35,37,38]

皮肤中存在几种 Ⅱ 期酶,例如谷胱甘肽 -S- 转移酶,UDP- 葡糖醛酸糖基转移酶,N- 乙酰转移酶(NAT),特别是磺基转移酶。NAT 在人体皮肤中表达,并且在含有芳香胺的染发剂的解毒中起重要作用,芳香胺是美发师过敏反应的罪魁祸首之一,且有潜在的致癌性[39]。在人角质形成细胞中检测到 NAT-1mRNA,NAT-1 基因的多态性可能会影响对苯二胺等染发剂的致敏风险[40]。日益受到关注的是磺基转移酶超家族(SULT),其在角质形成细胞中具有显著活性,并且可能在外用或全身应用的药物如米诺地尔或奈韦拉平的代谢中发挥作用[41-43]。

综上所述,皮肤拥有多种有效的人体第一道防线;然而,如果这种屏障功能受到环境危害的严重影响,可能会导致严重的疾病,包括刺激性或过敏性接触性皮炎、特应性皮炎、光敏、荨麻疹、卟啉症和痤疮,本书的其他章节中将做进一步讨论。

表 1-3　皮肤 CYP- 同工酶

CYP 同工酶	Baron 等 (2008)	Yengi 等 (2003)	Smith 等 (2006)	Wiegand 等 (2014)
1A1	+	+	+	+
1A2	+	−	+	−
1B1	+	+	+	+
2A6/7	+	−	−	+
2B6/7	+	+	−	+
2C9	+			
2C18	+	+	+	
2C19	+			
2D6	+			
2E1	+	+		+
2S1				+
3A4/7	+	+	−	+
3A5	+	+	+	−

续表

CYP同工酶	Baron 等 (2008)	Yengi 等 (2003)	Smith 等 (2006)	Wiegand 等 (2014)
4B1	+	−	−	−
4X1	+	−	−	−
19A1	+	−	−	−
26B1	+	−	+	−

Source：Baron JM，Wiederholt T，Heise R，Merk HF，Bickers DR. Expression and function of cytochrome p450-dependent enzymes in human skin cells. Curr Med Chem. 2008；15（22）：2258-64；Smith G，Ibbotson SH，Comrie MM，Dawe RS，Bryden A，Ferguson J，Wolf CR. Regulation of cutaneous drug-metabolizing enzymes and cytoprotective gene expression by topical drugs in human skin in vivo. Br J Dermatol. 2006；155（2）：275-81；Wiegand C，Hewitt NJ，Merk HF，Reisinger K. Dermal xenobiotic metabolism：a comparison between native human skin，four in vitro skin test systems and a liver system. Skin Pharmacol Physiol. 2014；27（5）：263-75.doi：10.1159/000358272；Yengi LG，Xiang Q，Pan J，Scatina J，Kao J，Ball SE，Fruncillo R，Ferron G，Roland Wolf C. Quantitation of cytochrome P450 mRNA levels in human skin. Anal Biochem. 2003；316（1）：103-10。

参考文献

1. Roelofzen JH, Aben KK, Oldenhof UT, Coenraads PJ, Alkemade HA, van de Kerkhof PC, van der Valk PG, Kiemeney LA. No increased risk of cancer after coal tar treatment in patients with psoriasis or eczema. J Invest Dermatol. 2010;130(4):953–61.
2. Merk HF, Baron JM, Neis MM, Obrigkeit DH, Karlberg AT. Skin: major target organ of allergic reactions to small molecular weight compounds. Toxicol Appl Pharmacol. 2007;224(3):313–7.
3. Proksch E, Brandner JM, Jensen JM. The skin: an indispensable barrier. Exp Dermatol. 2008;17(12):1063–72.
4. Blickenstaff NR, Coman G, Blattner CM, Andersen R, Maibach HI. Biology of percutaneous penetration. Rev Environ Health. 2014;29(3):145–55.
5. Bouwstra JA, Ponec M. The skin barrier in healthy and diseased state. Biochim Biophys Acta. 2006;1758(12):2080–95.
6. Muhammad F, Wiley J, Riviere JE. Influence of some plant extracts on the transdermal absorption and penetration of marker penetrants. Cutan Ocul Toxicol. 2017;36(1):60–6.
7. Neis MM, Wendel A, Wiederholt T, Marquardt Y, Joussen S, Baron JM, Merk HF. Expression and induction of cytochrome p450 isoenzymes in human skin equivalents. Skin Pharmacol Physiol. 2010;23(1):29–39.
8. Anderson SE, Meade BJ. Potential health effects associated with dermal exposure to occupational chemicals. Environ Health Insights. 2014;8(Suppl 1):51–62.
9. Alikhan FS, Maibach H. Topical absorption and systemic toxicity. Cutan Ocul Toxicol. 2011;30(3):175–86. doi:10.3109/15569527.2011.560914. [Epub 2011 Mar 22]
10. Buchan P, Jamoulle JC. Percutaneous absorption. In: Soter NA, Baden HP, editors. Pathophysiology of dermatologic diseases. New York: McGraw-Hill; 1991. p. 83–90.
11. Lu W, Uetrecht JP. Possible bioactivation pathways of lamotrigine. Drug Metab Dispos. 2007;35:1050–6.
12. van den Bogaard EH, Podolsky MA, Smits JP, Cui X, John C, Gowda K, Desai D, Amin SG, Schalkwijk J, Perdew GH, Glick AB. Genetic and pharmacological analysis identifies a physiological role for the AHR in epidermal differentiation. J Invest Dermatol. 2015;135(5):1320–8.
13. Baron JM, Höller D, Schiffer R, Frankenberg S, Neis M, Merk HF, Jugert FK. Expression of multiple cytochrome p450 enzymes and multidrug resistance-associated transport proteins in human skin keratinocytes. J Invest Dermatol. 2001;116(4):541–8.
14. Baron JM, Wiederholt T, Heise R, Merk HF, Bickers DR. Expression and function of cytochrome p450-dependent enzymes in human skin cells. Curr Med Chem. 2008;15(22):2258–64.
15. Heise R, Mey J, Neis MM, Marquardt Y, Joussen S, Ott H, Wiederholt T, Kurschat P, Megahed M, Bickers DR, Merk HF, Baron JM. Skin retinoid concentrations are modulated by CYP26AI expression restricted to basal keratinocytes in normal human skin and differentiated 3D skin models. J Invest Dermatol. 2006;126(11):2473–80.
16. Heise R, Skazik C, Rodriguez F, Stanzel S, Marquardt Y, Joussen S, Wendel AF, Wosnitza M, Merk HF, Baron JM. Active transport of contact allergens and steroid hormones in epidermal keratinocytes is mediated by multidrug resistance related proteins. J Invest Dermatol. 2010;130(1):305–8.
17. North CM, Ezendam J, Hotchkiss JA, Maier C, Aoyama K, Enoch S, Goetz A, Graham C, Kimber I, Karjalainen A, Pauluhn J, Roggen EL, Selgrade M, Tarlo SM, Chen CL. Developing a framework for assessing chemical respiratory sensitization: a workshop report. Regul Toxicol Pharmacol. 2016;80:295–309.

18. Sebastian K, Detro-Dassen S, Rinis N, Fahrenkamp D, Müller-Newen G, Merk HF, Schmalzing G, Zwadlo-Klarwasser G, Baron JM. Characterization of SLCO5A1/OATP5A1, a solute carrier transport protein with non-classical function. PLoS One. 2013;8(12):e83257. doi:10.1371/journal.pone.0083257.

19. Sharma AM, Novalen M, Tanino T, Uetrecht JP. 12-OH-nevirapine sulfate, formed in the skin, is responsible for nevirapine-induced skin rash. Chem Res Toxicol. 2013;26(5):817–2.

20. van den Bogaard EH, Bergboer JG, Vonk-Bergers M, van Vlijmen-Willems IM, Hato SV, van der Valk PG, Schröder JM, Joosten I, Zeeuwen PL, Schalkwijk J. Coal tar induces AHR-dependent skin barrier repair in atopic dermatitis. J Clin Invest. 2013;123(2):917–27.

21. Oesch F, Fabian E, Guth K, Landsiedel R. Xenobiotic-metabolizing enzymes in the skin of rat, mouse, pig, guinea pig, man, and in human skin models. Arch Toxicol. 2014;88(12):2135–90.

22. Robinson PJ. Prediction: simple risk models and overview of dermal risk assessment. In: Roberts MS, Walters KA, editors. Dermal absorption and toxicity assessment. New York: Marcel Dekker; 1998. p. 203–29.

23. Haarmann-Stemmann T, Esser C, Krutmann J. The Janus-faced role of aryl hydrocarbon receptor signaling in the skin: consequences for prevention and treatment of skin disorders. J Invest Dermatol. 2015;135(11):2572–6.

24. Roelofzen JH, Aben KK, Van de Kerkhof PC, Van der Valk PG, Kiemeney LA. Dermatological exposure to coal tar and bladder cancer risk: a case-control study. Urol Oncol. 2015;33(1):20.e19–22.

25. Merk HF, Sachs B, Baron J. The skin: target organ in immunotoxicology of small-molecular-weight compounds. Skin Pharmacol Appl Skin Physiol. 2001;14(6):419–30.

26. Haas K, Weighardt H, Deenen R, Köhrer K, Clausen B, Zahner S, Boukamp P, Bloch W, Krutmann J, Esser C. Aryl hydrocarbon receptor in keratinocytes is essential for murine skin barrier integrity. J Invest Dermatol. 2016;136(11):2260–9. doi:10.1016/j.jid.2016.06.627.

27. Bickers DR, Kappas A. Human skin aryl hydrocarbon hydroxylase. Induction by coal tar. J Clin Invest. 1978;62(5):1061–8.

28. Weidinger S, Novak N. Atopic dermatitis. Lancet. 2016;387(10023):1109–22.

29. Wester RC, Maibach HI. Animal models for percutaneous absorption. In: Wang RGM, Knaak JB, Maibach HI, editors. Health risk assessment. Boca Raton: CRC Press; 1993. p. 89–103.

30. Czarnowicki T, Malajian D, Khattri S, Correa da Rosa J, Dutt R, Finney R, Dhingra N, Xiangyu P, Xu H, Estrada YD, Zheng X, Gilleaudeau P, Sullivan-Whalen M, Suaréz-Fariñas M, Shemer A, Krueger JG, Guttman-Yassky E. Petrolatum: barrier repair and antimicrobial responses underlying this "inert" moisturizer. J Allergy Clin Immunol. 2016;137(4):1091–102.

31. Di Meglio P, Duarte JH, Ahlfors H, Owens ND, Li Y, Villanova F, Tosi I, Hirota K, Nestle FO, Mrowietz U, Gilchrist MJ, Stockinger B. Activation of the aryl hydrocarbon receptor dampens the severity of inflammatory skin conditions. Immunity. 2014;40(6):989–1001.

32. Bickers DR, Das M, Mukhtar H. Pharmacological modification of epidermal detoxification systems. Br J Dermatol. 1986;115(Suppl 31):9–1.

33. Suwanpradid J, Holcomb ZE, MacLeod AS. Emerging skin T-cell functions in response to environmental insults. J Invest Dermatol. 2016;137(2):288–94. doi:10.1016/j.jid.2016.08.013. pii: S0022-202X(16)32347-8, [Epub ahead of print]

34. Modi BG, Neustadter J, Binda E, Lewis J, Filler RB, Roberts SJ, Kwong BY, Reddy S, Overton JD, Galan A, Tigelaar R, Cai L, Fu P, Shlomchik M, Kaplan DH, Hayday A, Girardi M. Langerhans cells facilitate epithelial DNA damage and squamous cell carcinoma. Science. 2012;335(6064):104–8. doi:10.1126/science.1211600.

35. Baron JM, Zwadlo-Klarwasser G, Jugert F, Hamann W, Rübben A, Mukhtar H, Merk HF. Cytochrome P450 1B1: a major P450 isoenzyme in human blood monocytes and macrophage subsets. Biochem Pharmacol. 1998;56(9):1105–10.

36. Muhammad F, Jaberi-Douraki M, de Sousa DP, Riviere JE. Modulation of chemical dermal absorption by 14 natural products: a quantitative structure permeation analysis of components often found in topical preparations. Cutan Ocul Toxicol. 2016;14:1–16.

37. Skazik C, Heise R, Ott H, Czaja K, Marquardt Y, Merk HF, Baron JM. Active transport of contact allergens in human monocyte-derived dendritic cells is mediated by multidrug resistance related proteins. Arch Biochem Biophys. 2011;508(2):212–6.

38. Smith S, Jayawickreme C, Rickard D, Nicodeme E, Bui T, Simmons C, Coquery C, Nei J, Pryor W, Mayhew D, Raypal D, Creech K, Furst S, Lee J, Wu D, Rastinejad F, Willson T, Viviani F, Morris D, Moore J, Cote-Sierra J. Anti-inflammatory activity of a bacterial small molecule product derives from Aryl hydrocarbon Receptor activation. Exp Dermatol. 2016;25(Suppl. 2):49.

39. Kawakubo Y, Merk HF, Masaoudi TA, Sieben S, Blömeke B. N-acetylation of paraphenylenediamine in human skin and keratinocytes. J Pharmacol Exp Ther. 2000;292(1):150–5.

40. Blömeke B, Brans R, Coenraads PJ, Dickel H, Bruckner T, Hein DW, Heesen M, Merk HF, Kawakubo Y. Para-phenylenediamine and allergic sensitization: risk modification by N-acetyltransferase 1 and 2 genotypes. Br J Dermatol. 2009;161(5):1130–5.

41. McLean WH. Filaggrin failure – from ichthyosis vulgaris to atopic eczema and beyond. Br J Dermatol. 2016;175(Suppl 2):4–7.

42. Sharma AM, Uetrecht J. Bioactivation of drugs in the skin: relationship to cutaneous adverse drug reactions. Drug Metab Rev. 2014;46(1):1–18.

43. Skazik C, Heise R, Bostanci O, Paul N, Denecke B, Joussen S, Kiehl K, Merk HF, Zwadlo-Klarwasser G, Baron JM. Differential expression of influx and efflux transport proteins in human antigen presenting cells. Exp Dermatol. 2008;17(9):739–47.

44. Kappas A, Alvares AP, Bickers DR, Levin W, Conney A. The induction of a carcinogen-metabolizing enzyme in human skin. Trans Am Clin Climatol Assoc. 1973;84:125–31.

45. Merk HF, Mukhtar H, Kaufmann I, Das M, Bickers DR. Human hair follicle benzo[a]pyrene and benzo[a]pyrene 7,8-diol metabolism: effect of exposure to a coal tar-containing shampoo. J Invest Dermatol. 1987;88(1):71–6.

46. Pauluhn J. Development of a respiratory sensitization/elicitation protocol of toluene diisocyanate (TDI) in Brown Norway rats to derive an elicitation-based occupational exposure level. Toxicology. 2014;319:10–22.

47. Schiffer R, Neis M, Höller D, Rodríguez F, Geier A, Gartung C, Lammert F, Dreuw A, Zwadlo-Klarwasser G, Merk H, Jugert F, Baron JM. Active influx transport is mediated by members of the organic anion transporting polypeptide family in human epidermal keratinocytes. J Invest Dermatol. 2003;120(2):285–91.

48. Wester RC, Maibach HI. Percutaneous absorption. In: Wang RGM, Knaak JB, Maibach HI, editors. Health risk assessment. Boca Raton: CRC Press; 1993. p. 63–87.

第二章　紫外光及与其他光辐射的联合同步暴露：一种能更好了解自然光辐射对皮肤损伤的新方法

Jean Krutmann，Kevin Sondenheimer，Susanne Grether-Beck，and Thomas Haarmann-Stemmann

一、简介

人体皮肤健康面临的主要危害之一是太阳光。毫无疑问，长期暴露于紫外线 B（波长 290~320nm，UVB）的辐射下是人类非黑色素瘤皮肤癌的主要原因，正如本书第 7 章所详述。现在仍公认的是，长波紫外线辐射 UVA（波长 320~400nm）也是致癌光线，此外，还可以在核 DNA 中形成环丁烷嘧啶二聚体，从而发挥诱变和免疫抑制作用。然而，在过去 15 年中，越来越多的研究表明，远不止如此，事实上，紫外线光谱以外的自然光，也会对人体皮肤造成伤害。这些研究主要集中为两类非电离辐射：①可见光（波长 400~495nm）的蓝光部分以及②近红外辐射，如 IRA（波长 770~1 400nm）。

最近，在许多最高水准的综述中，总结了这些辐射类型确实可以损害人体皮肤的现有依据[1,2]。在本章中，我们将简要介绍这些研究的主要发现，而非重复阐述这些知识。如果读者感兴趣，也可根据参考文献获取更多详细的信息。相反，我们将提出并讨论这样一个假设，即我们目前关于太阳光诱发人类皮肤健康损伤的大部分知识可能是因为所使用的辐射方案本身存在偏差。在绝大多数研究中，由单独的 UVB/UVA/蓝光/IRA 都可以引发皮肤反应。然而，这与实际曝光场景并不相符。在真实场景中，人体皮肤将同时暴露于以上所有波长的光线中，因为它们都存在于自然光中。现有的证据也需要讨论，即不同波长在皮肤细胞中引发的信号反应可能相互作用并相互影响，并且所产生的反应与每种单一类型光线照射下诱导的反应不同。我们还将提出这样的假设，即为了全面了解太阳光辐射对人体皮肤的生物效应，必须研究自然光内外不同波长的组合效应而非相加效应（图 2-1）。

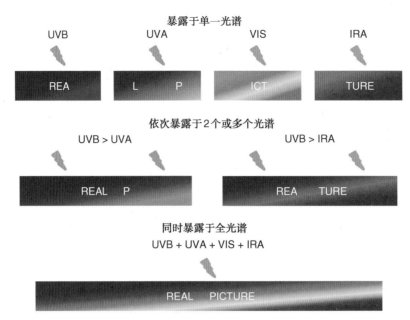

图 2-1 不同暴露方案对皮肤对太阳光反应图像质量的影响。皮肤（或任何形式的皮肤测试系统）单独暴露于 UVB、UVA、VIS 或 IRA 辐射将产生四张不同的图像，每张图像仅包含有限的信息。用两个或多个子光谱（例如首先是 UVB，然后是 IRA）进行连续照射将产生另一组图像，该图像可能包含 / 缺乏各自单一照射反应的某些方面，但也包括新的信息。然而，当应用于 (病理) 生理学相关的通量和比率研究时，只有同时暴露在全光谱的阳光下 (即 UVB+UVA+VIS+IRA)，才能绘制出反映皮肤对太阳辐射适应性和适应性不良反应的"真实图片"。

二、近红外辐射（IRA）对人体皮肤的影响

现在我们普遍认为，和 UVB 或 UVA 辐射类似，IRA 辐射也可能对人体皮肤，尤其对皮肤的真皮隔室产生深远的生物效应[1,3]。正如紫外线辐射的情况一样，IRA 诱导的效应可能是有害的，例如促进光老化，但在某些条件下，也可能是有益的，例如用于治疗硬化性皮肤损伤或刺激伤口愈合。由于本章主要关注 IRA 引起的有害影响，此类辐射潜在的治疗用途在此不做讨论。

最近观察到这种类型的辐射改变了原代人皮肤成纤维细胞的转录组，这是 IRA 辐射对人体皮肤影响的最好说明[4]。在这项研究中，约有 600 个基因被发现具有 IRA 反应性，这些基因的功能聚类属于参与细胞外基质内稳态、凋亡、细胞生长和应激反应的组[4]。这些基因更广泛的意义是与光老化有关，也可能与光致癌作用有关。因此，在原代人皮肤成纤维细胞中显著上调的基因中有基质金属蛋白酶 -1

（MMP-1），由此也证实了先前关于 IRA 诱导此类细胞类型中 MMP-1mRNA 表达的报道[5]。MMP-1mRNA 在人皮肤成纤维细胞中表达增加，并不伴随其组织特异性抑制剂 TIMP-1 的上调，这表明 IRA 辐射可能导致 MMP-1 活性增加，进而破坏胶原纤维，最终导致粗糙皱纹的形成，从而成为皮肤光老化的临床特征[5]。事实上，现在普遍认为 IRA 辐射与皮肤皱纹形成有因果关系，因为最初的 IRA 诱导 MMP-1 上调体外观察显示其与人体[6]和小鼠[7]皮肤都有相关性。更重要的是，无毛小鼠长期暴露于 IRA 辐射会导致粗糙皱纹的形成[7]，对这些动物使用 IRA 联合紫外线辐射所造成的皱纹，超过对其单独使用紫外线或单独使用红外线所造成的皱纹程度，由此表明这两种类型的辐射通过不同的（光生物学、分子）机制导致光老化。MMP-1 表达增加可能不是导致 IRA 诱导光老化的唯一机制，因为据报道 IRA 暴露也会通过减少前胶原 -1 刺激转化生长因子 -β1，转化生长因子 -β2 和转化生长因子 -β3 在人皮肤中的表达来减少 I 型胶原蛋白的表达[8]。此外，IRA 辐射可能通过涉及血管内皮生长因子表达增加的机制来诱导人体皮肤血管生成[9]，即光老化皮肤的另一个分子特征[25]，也被认为与光老化相关的皱纹形成存在功能相关性[10]。此外，发现 IRA 辐射增加了人体皮肤中肥大细胞的数量[11]，这种效应也表明其可能导致光老化。如前文所述[3]，需要注意的是，这些研究大多数均采用了人工照射装置，没有模仿自然太阳光，而是优先或甚至选择性地仅进行 IRA 辐射。因此有人认为，上述发现与实际在自然阳光照射期间对自然 IRA 辐射的相关性非常有限[12]。事实上，在一些采用人工照射装置的研究中，所使用的 IRA 辐射剂量也可能因超过个体暴露在自然阳光下皮肤通常接受的生理剂量而受到批评。然而，在近期使用少量多次重复 IR 剂量的研究中，也已经报道了类似的 MMP-1 产生。由此可见，经常暴露于 IRA 对皮肤老化的作用可能比预期中更重要[13]。Cho 等人的一项非常精妙的研究也有力说明了 IRA 诱导与人类皮肤衰老存在生理相关性[14]，在其研究中，直接比较了自然阳光、太阳光减去 UVR 或自然太阳光中热成分的影响。通过将人体臀部皮肤暴露于三种不同质量的自然阳光中，结果表明，紫外线过滤后的光线显著增加了暴露皮肤中 MMP-1 的表达，也就表明 IRA 辐射会促进自然阳光诱导的皮肤反应。总的来说，这些独立研究都提供了 IRA 辐射导致光老化的有力证据。

与光老化相比，针对 IRA 辐射在光致癌过程中的作用研究较少。因此，假设在 UVB 辐射之前进行 IRA 辐射，可以防止 UVB 诱导的角质形成细胞的凋亡（晒伤细胞形成），从而可能导致皮肤癌的发生[15]。

作者近期关于体内光致癌研究进一步支持了这一假设，在这项研究中，先于 UVB 照射的 IRA 照射并未引起更早或更多的肿瘤生长，但与显著加速，更具侵袭性的肿瘤生长以及更多数量恶性皮肤肿瘤相关[16]。显然需要进一步研究来回答皮肤暴露于 IRA 辐射是否与非黑色素瘤和 / 或黑色素瘤皮肤癌的发病风险增加有关的问题。

三、可见光对人体皮肤的影响

可见光波长范围从紫色（400nm）到深红色（740nm）。与为分析 IRA 辐射对皮肤的影响而进行的大量研究相比，针对可见光和皮肤的研究数量仍然非常有限。因此，Zastrow 等人通过电子自旋共振的方法证明，由于暴露在紫外线和 IRA 以及可见光范围内的波长下离体照射的人体皮肤中自由基的形成增加[17,18]。最近的一项研究扩展了这一观察结果，该研究使用 EPR 分光光度法测定了离体和体内直接自由基的产生[19]，结果发现，当皮肤暴露于紫外线（325~380nm）、可见光和 IRA 照射，则随着时间的推移，自由基会累积。重要的是，与离体相比，体内自由基的产生明显更强。该研究还揭示，辐射后一些角质层脂质会得到调节。UVR 照射后，神经酰胺亚类（AP2）减少，神经酰胺亚类（NP2）、胆固醇硫酸钠（SCS）和角鲨烯（SQ）增加。相反，在 VL 和 IR 照射后，神经酰胺［AP2］和 SCS 增加，SQ 显著下降。

Mahmoud 等人的研究则显示了可见光照射人体皮肤的生物学后果[20]。通过使用主要发射波长在 400~800nm 范围内的人工照射设备，这些研究人员首次明确证实，即便没有紫外线辐射，在 80~480mW/cm^2 的剂量下，可见光范围内的波长也可以在人体皮肤中引发色素沉着。临床可见明显可见光诱导的皮肤色素沉着，并经组织病理学证实。有趣的是，根据 Fitzpatrick 的研究，可见光诱导的皮肤色素沉着仅见于较深的皮肤类型，即大于 IV 型的皮肤类型。这些观察结果最近在独立研究中得到了证实和扩展[21]，其中对 III 型和 IV 型皮肤个体背部皮肤上蓝紫光（415nm）和红光（630nm）的色素特性进行了比较。研究发现，在生理剂量下，蓝紫光可诱导显著且长时间的剂量相关色素沉着，而红光则不会诱导任何色素沉着。蓝紫光诱导皮肤色素沉着的机制目前尚不清楚，但似乎与 UVB 诱导皮肤色素沉着的机制不同。还有间接证据表明，暴露于可见光下会加剧黄褐斑。在一项临床研究中，对照两组防晒剂，具有防 UVA/UVB 及可见光功能的一组在预防黄褐斑的效果上，优于另一组具有相同 UVB/UVA 防护但不能防可见光的对照防晒剂[22]。

还有证据表明，可见光照射可能通过促进胶原蛋白分解而促进光老化[23]。据该研究报道，人表皮模型在可见光下的体外暴露增加了 MMP-1 以及表皮角质形成细胞中 TNF-αmRNA 的表达。可见光的这种基因调节活性与这些表皮模型中活性氧（ROS）的增加相关，并且当通过拉曼光谱测量 ROS 产生时，这一观察结果可以在人体皮肤中得到证实。目前可见光具有基因调节活性的人体皮肤研究实验证据和表明长期暴露于可见光确实会导致皮肤皱纹形成的动物研究实验证据仍然缺乏。此外，可见光在皮肤癌发生中的作用几乎仍是未知数。然而，现有的研究符合可见光可能对人类皮肤产生一些生物学效应的假设，其中包括 ROS 产生的增加，并且至少证实在较深肤色的个体中与皮肤色素沉着（并且可能是光老化）相关。

四、紫外光及与其他光辐射之间的相互作用

绝大多数已发表的研究均独立分析了各个波长范围，即 UVB 或 UVA 或可见光或 IRA 辐射诱导对人体皮肤的影响。鉴于它们都是自然阳光的一部分，自然环境下，人类皮肤会同时暴露于以上所有波长，那么可以合理假设各个波长范围引起的不同效应之间也可能存在相互作用。Schieke 等人首先证实了这一假设[24]，其在 MAPK 激活水平上证实了人表皮角质形成细胞中 UVA 和 UVB 信号转导之间的分子交叉对话。

研究发现，仅 UVA 辐射会在照射后 15~30min 引起 ERK1/2 的适度和瞬时活化，而 UVB 辐射则引起持续长达 1h 的即时强烈 ERK1/2 磷酸化。在 UVA 和 UVB 照射后仅检测到 p38 和 JNK1/2 的轻微活化。如果角质形成细胞按顺序依次暴露，即首先进行 UVA 照射，然后立即进行 UVB 照射，则观察到不同的模式。在这种情况下，UVB 诱导的 ERK1/2 的强磷酸化被抑制，而 p38 和 JNK 磷酸化被增强。值得注意的是，如果改变顺序，即首先用 UVB 照射，然后立即用 UVA 照射角质形成细胞，观察到的激活模式是相同的。总的来说，这些结果有力地表明，UVA 和 UVB 照射会在角质形成细胞中引起明显的应激反应，并且这两种应激反应的连续引发会导致不同于单一反应的第三种反应，并且该反应不能通过简单的效应叠加来解释。因此研究人员得出结论，他们在 MAPK 信号水平上观察到的 UVA 和 UVB 辐射的分子交叉对话代表了一种进化保守的信号转导通路，这可能已经发展成为人类皮肤细胞的一种精细分子防御策略，以应对太阳光诱导的应激，这一应激超出其单一成分（此处即 UVA 和 UVB）的累加效应。实际上，文献中有更多的证据表明，UVB 和 IRA 辐射也可能发生串扰信号转导。但是这个情形下，如果 IRA 和 UVB 的辐射顺序进行调换，则响应会有所不同[1]。

五、一种更好地理解自然光对人体皮肤影响的新方法

这些例子强调需要更详细地分析每种波长对净生物效应的相对作用，

净生物效应由自然阳光在人体皮肤细胞中引发。

　　我们相信，开发新型辐照装置可以最好地应对这一挑战，其中：①能够让人体皮肤细胞和皮肤同时暴露于生理相关剂量水平的 UVB、UVA、可见光和 IRA，以此研究"自然紫外线应激反应"；但②也能够调暗选定的波长区域，以更好地了解其对该响应的相对作用。使用这种照射装置的研究将对人体皮肤的有效光保护具有巨大的临床意义。如果人们承认在进化过程中人体皮肤已适应自然阳光，从而暴露于不同波长范围的光谱组合，其总体目标是提供优化的应激反应，用于尽量限制皮肤损伤。那么，通过仅暴露于单一波长区域或仅依次添加两种或更多种辐射类型的辐射方案研究在人类皮肤中引起的应激反应可能导致：①没有或仅有限生理相关性的结果；②在开发人体皮肤光保护措施方面具有误导性。由此可见，目前的防晒产品可能还不是最佳选择。

参考文献

1. Grether-Beck S, Marini A, Jaenicke T, Krutmann J. Photoprotection of human skin beyond ultraviolet radiation. Photodermatol Photoimmunol Photomed. 2014;30:167–74.
2. Krutmann J, Bouloc A, Sore G, Bernard BA, Passeron T. The skin aging exposome. J Dermatol Sci. 2016;85(3):152–61. doi:10.1016/j.jdermsci.2016.09.015.
3. Krutmann J, Morita A, Chung JH. Sun exposure: what molecular photodermatology tells us about its good and bad sides. J Invest Dermatol. 2012;132 (3 Pt 2):976–84.
4. Calles C, Schneider M, Macaluso F, Benesova T, Krutmann J, Schroeder P. Infrared a radiation influences the skin fibroblast transcriptome:
5. Schieke S, Stege H, Kurten V, Grether-Beck S, Sies H, Krutmann J. Infrared-a radiation-induced matrix metalloproteinase 1 expression is mediated through extracellular signal regulated kinase 1/2 activation in human dermal fibroblasts. J Invest Dermatol. 2002;119:1323–9.
6. Schroeder P, Lademann J, Darvin ME, et al. Infrared radiation-induced matrix metalloproteinase in human skin: implications for protection. J Invest Dermatol. 2008;128:2491–7.
7. Kim HH, Lee MJ, Lee SR, et al. Augmentation of UV-induced skin wrinkling by infrared irradiation in hairless mice. Mech Ageing Dev. 2005;126:1170–7.
8. Kim MS, Kim YK, Cho KH, Chung JH. Regulation of type I procollagen and MMP-1 expression after single or repeated exposure to infrared radiation in human skin. Mech Ageing Dev. 2006;127:875–82.
9. Kim MS, Kim YK, Cho KH, Chung JH. Infrared exposure induces an angiogenic switch in human skin that is partially mediated by heat. Br J Dermatol. 2006;155:1131–8.
10. Detmar M. The role of VEGF and thrombospondins in skin angiogenesis. J Dermatol Sci. 2000;24 (Suppl. 1):S78–84.
11. Kim MS, Kim YK, Lee DH, et al. Acute exposure of human skin to ultraviolet or infrared radiation or heat stimuli increases mast cell numbers and tryptase expression in human skin in vivo. Br J Dermatol. 2009;160:393–402.
12. Piazena H, Kelleher DK. Effects of infrared-a irradiation on skin: discrepancies in published data highlight the need for an exact consideration of physical and photobiological laws and appropriate experimental settings. Photochem Photobiol. 2010;86:687–705.
13. Robert C, Bonnet M, Marques S, Numa M, Doucet O. Low to moderate doses of infrared a irradiation impair extracellular matrix homeostasis of the skin and contribute to skin photodamage. Skin Pharmacol Physiol. 2015;28:196–204.
14. Cho S, Lee MJ, Kim MS, et al. Infrared plus visible light and heat from natural sunlight participate in the expression of MMPs and type I procollagen as well as infiltration of inflammatory cell in human skin in vivo. J Dermatol Sci. 2008;50:123–33.
15. Jantschitsch C, Majewski S, Maeda A, Schwarz T, Schwarz A. Infrared radiation confers resistance to UV-induced apoptosis via reduction of DNA damage and upregulation of antiapoptotic proteins. J Invest Dermatol. 2009;129:1271–9.
16. Jantschitsch C, Weichenthal M, Maeda A, Proksch E, Schwarz T, Schwarz A. Infrared radiation does not enhance the frequency of ultraviolet radiation-induced skin tumors, but their growth behaviour in mice. Exp Dermatol. 2011;20:346–50.
17. Zastrow L, Groth N, Klein F, et al. The missing link – light-induced (280–1600 nm) free radical formation in human skin. Skin Pharmacol Physiol. 2009;22:31–44.
18. Zastrow L, Groth N, Klein F, Kockott D, Lademann J, Ferrero L. UV, visible and infrared light: which wavelengths produce oxidative stress in human skin?

mechanisms and consequences. J Invest Dermatol. 2010;130:1524–36.

Hautarzt. 2009;60:310–7.

19. Lohan SB, Muller R, Albrecht S, et al. Free radicals induced by sunlight in different spectral regions—in vivo versus ex vivo study. Exp Dermatol. 2016;25:380–5.

20. Mahmoud BH, Ruvolo E, Hexsel CL, et al. Impact of long-wavelength UVA and visible light on melano-competent skin. J Invest Dermatol. 2010;130:2092–7.

21. Duteil L, Cardot-Leccia N, Queille-Roussel C, et al. Differences in visible light-induced pigmentation according to wavelengths: a clinical and histological study in comparison with UVB exposure. Pigment Cell Melanoma Res. 2014;27(5):822–6.

22. Boukari F, Jourdan E, Fontas E, Montaudié H, Castela E, Lacour JP, Passeron T. Prevention of melasma relapses with sunscreen combining protection against UV and short wavelengths of visible light: a pro-spective randomized comparative trial. J Am Acad Dermatol. 2015;72(1):189–190.e1.

23. Liebel F, Kaur S, Ruvolo E, Kollias N, Southall MD. Irradiation of skin with visible light induces reactive oxygen species and matrix-degrading enzymes. J Invest Dermatol. 2012;132:1901–7.

24. Schieke SM, Ruwiedel K, Gers-Barlag H, Grether-Beck S, Krutmann J. Molecular crosstalk of the ultraviolet A and ultraviolet B signaling responses at the level of mitogen-activated protein kinases. J Invest Dermatol. 2005;124(4):857–9.

25. Yano K, Oura H, Detmar M. Targeted overexpression of the angiogenesis inhibitor thrombospondin-1 in the epidermis of transgenic mice prevents ultraviolet-B induced angiogenesis and cutaneous photo-damage. J Invest Dermatol. 2002;118:800–5.

第三章 气候变化对皮肤和皮肤相关疾病的影响

Louise K. Andersen

一、气候变化及其后果

全球变暖是指地球表面全球平均温度的上升。全球变暖的主要原因是人为向大气中排放温室气体。这些温室气体大部分来自为了提供能量而燃烧的化石燃料。砍伐森林和工业/农业过程也会排放温室气体。在过去的100年中，地表平均温度上升了0.6℃[1]，预计到本世纪末温度还将再升高2℃[2]。全球变暖导致天气模式和气候的变化，是气候变化的一个方面。准确地说，气候变化是指长时间内天气模式统计分布的变化，与温度升高，极端天气事件（如暴雨、洪水、干旱和飓风等）频率增加以及海平面上升有关。为应对气候变化而发生的生态变化，导致昆虫和病原体的地理分布和行为发生转变[3]。

气候变化将会影响人类健康，主要是负面影响，并且可能会引发疾病爆发。关于气候变化将如何影响皮肤和皮肤相关疾病的信息越来越丰富[4-7]。

气候变化对皮肤的直接影响包括极端天气事件（如暴雨、洪水、干旱和飓风等）可能导致皮肤感染、炎症性皮肤病和创伤性皮肤病的增加。气候变化的间接影响源于自然系统的破坏，致使虫媒和水媒疾病的发病率增加，其中许多引发了皮肤表现。

二、皮肤感染，炎症性皮肤病和创伤性皮肤病

随着气候变化，预计极端天气事件（如暴雨、洪水、干旱和飓风等）的发生频率和强度都将会增加。洪水通常与飓风，海啸或强降水有关，是发达国家和发展中国家最常见的自然灾害。洪水可能会对建筑物、道路和交通系统造成毁灭性后果。洪水期间和洪水过后，不卫生的环境条件，拥挤的居住条件，暴露于水或与物体接触摩擦可能会导致受洪水影响的人群爆发疾病潮[8,9]。受灾者、工作人员和其他与灾后受污染洪水接触的人群都可能患上

皮肤病[10,11]。洪水中可能含有细菌和病毒等传染性生物、工业化学品等危险物质、以及可能造成皮肤损伤的尖锐物体（如玻璃或金属碎片等）。被洪水破坏的建筑物可能会造成与霉菌、昆虫和化学品等相关的健康风险。

暴露于洪水中的受伤皮肤可能会感染葡萄球菌（包括耐甲氧西林金黄色葡萄球菌或 MRSA）、金黄色葡萄球菌、气单胞菌以及其他不常见的病原体，如假单胞菌属、伯克霍尔德菌（类鼻疽）和生长迅速的分枝杆菌[12-14]。受污染的土壤或水进入皮肤裂口（如擦伤和割伤）可导致破伤风。如果损伤被海水污染，可能会导致海洋弧菌（创伤弧菌和副溶血性弧菌）感染[15]。海啸幸存者罹患创伤性皮肤病的概率最高[9]。长时间暴露于洪水中会增加皮肤真菌感染的风险。洪水会造成角质形成细胞的损伤，从而引发皮肤炎症和刺激，同时增加患湿疹的风险，特别是刺激性接触性皮炎。洪水后报告的其他炎症性皮肤病包括干燥症、痒疹、慢性荨麻疹和脂溢性皮炎等[8]。2006 年泰国洪水泛滥后，最常见的皮肤问题是皮肤感染，其次是炎性皮肤病和创伤性皮肤病。此外，自然灾害带来的心理压力可能会引发或导致潜在的皮肤病，如银屑病、皮炎、荨麻疹、斑秃或白癜风的加重[16,17]。

三、水媒疾病

水传播疾病主要是指细菌、病毒或寄生虫通过受污染的淡水传播而引发的疾病。直接摄入污染水或通过食物或皮肤接触水（如洗澡、洗涤）都可能发生感染。水媒疾病也是发病率和死亡率的主要原因之一，尤其是在发展中国家[18]。

暴雨和洪水可能会将细菌、污水和其他有机废物扩散到水道和含水层中，导致疾病暴发。高温也会加剧水污染，因为温度升高会促进细菌和其他微生物的生长。暴雨和洪水会增加水媒疾病的风险，其中某些会导致皮肤临床表现。

（一）钩端螺旋体病

钩端螺旋体病通过啮齿动物的尿液传播，常发于热带地区。病患通常因接触受污染的淡水或泥土而受到感染。受感染者可能会出现瘀点状皮疹，随后（在第二阶段）严重情况下可能会出现黄疸[19]。城市钩端螺旋体病流行常发于暴雨和洪水后不卫生的环境。例如，2011 年泰国洪水，导致曼谷大都市区爆发钩端螺旋体病[20]。斯里兰卡的阿努拉德普勒区，降雨量骤增 7 倍，随后洪水爆发，进而导致钩端螺旋体病的爆发[21]。2010 年 12 月至 2011 年 1 月，由于异常的强降雨，澳大利亚昆士兰州大范围暴发洪水，导致暴露于污染洪水的人群出现了急性钩端螺旋体病病例[22]。2009 年 9 月台风带来了洪水之后，菲律宾爆发了钩端螺旋体病[23]。同样地，2005 年南美洲圭亚那异常强降水导致的洪水爆发，也引起了钩端螺旋体病的爆发[24]。

(二) 血吸虫病

血吸虫病通过与携带血吸虫类寄生虫的水接触传播。被感染的淡水蜗牛会释放这些寄生虫。血吸虫病常发于亚洲、南美洲和非洲。受感染者在接触污染水源后通常会患上尾蚴性皮炎,尤其多发于足部[25]。据报道,在中国长江沿岸,洪水泛滥年份的急性血吸虫病例数明显高于正常水位年份(平均来说,病例数多出 2.8 倍)[26]。巴西伯南布哥州波尔图嘎林海斯港的暴雨和洪水,导致 2000 年以及随后几年当地血吸虫病的爆发[27]。据报道,气候变化导致的气温升高影响了某些类型血吸虫的地理分布。以中国为例,据预测,在原本已成功中断其传播的地区,血吸虫病也有可能再度出现,并在未来扩展到中国北部目前非流行的地区[28]。

四、虫媒疾病

虫媒疾病的发病率在全球内不断上升。虫媒疾病通过受感染的节肢动物叮咬进行传播。蚊子、蜱虫、锥蝽和沙蝇是虫媒最常见的节肢动物。虫媒载体在叮咬脊椎动物(如鸟类、鹿和其他动物)时,被病原体感染,然后再将病原体传播给易感人群。

高温通过影响其种群密度和存活率,改变其对病原体的易感性及其地理分布(上升到更高的海拔)来影响疾病媒介[29-33]。据报道,随着降雨量的增加,虫媒(如蚊子)的繁殖点增多,种群增大。气候变化可导致某些虫媒疾病的暴发,其中许多虫媒疾病会引起皮肤方面的临床表现。

(一) 登革热

登革热是传播最广的疾病之一,每年全世界感染人数超过 5 000 万。登革热是通过蚊子(埃及伊蚊和白纹伊蚊)叮咬传播。登革热发生在非洲、东南亚、中国及太平洋国家和美洲国家(图 3-1)[34]。感染登革热的人通常会患上离心型斑丘疹。也有一些人可能会从手背开始出现瘀点状或猩红热样皮疹,然后扩散到手臂,腿部以及躯干[35]。

气候变化引起的气温升高可能会导致登革热的地理分布发生变化。例如在欧洲,登革热可以扩散到未受影响的地区,如地中海和亚得里亚海沿海地区以及意大利东北部[36]。其他不利传播的地区,如澳大利亚内陆、阿拉伯半岛、伊朗南部和北美部分地区,随着气候变化,未来可能有利于埃及伊蚊生存传播。基于未来气候情景的预测,可能会看到世界其他地区登革热的分布减少[29]。在中国广州,登革热病例数与蚊子密度、输入性病例、温度、降水量、蒸气压和最小相对湿度呈正相关,而与气压呈负相关[37]。根据 IPCC 区域气候预测,如果环境温度上升 3.3℃,预计到 2100 年孟加拉国达卡登革热的发病率将比 2010 年增加

40 倍以上。最高温度和相对湿度是 2000—2010 年期间影响达卡登革热传播的主要决定因素[38]。在新加坡，登革热发病率分别在气温升高和降水后 5~16 周和 5~20 周呈线性增加[39]。而在澳大利亚热带的昆士兰州凯恩斯市，似乎尚不清楚仅基于病媒因素的气候变化情景下登革热的发病率是否会增加（2046—2064）[40]。

（二）西尼罗病毒

西尼罗河病毒（WNV）属于黄病毒属，由蚊子传播。受感染者偶尔会出现斑丘疹[41]。1937 年乌干达报道了首例 WNV 感染。随后，WNV 从非洲蔓延到中东、亚洲和东欧地区[42]。1999 年美国报道了第一例人类 WNV 感染病例。此后，WNV 感染席卷北美，并已成为一个主要的公共卫生问题[43]。

未来几十年气温升高以及不可避免的动植物群变化可能会影响 WNV 的地理分布。例如在北美，预计未来 WNV 可能在更北纬度的地区传播[44,45]。例如美国，一周平均最高气温每上升 5℃，则 WNV 感染的发病率就会增加 32%~50%。一周内至少 1 次出现暴雨与本周内或随后 2 周内 MNV 发生率增加 29%~66% 有关[46]。人类 WNV 感染的暴发与干旱也有关联，而全球气候变化也会导致干旱频率的增加[43,47]。

（三）基孔肯雅热

由基孔肯雅病毒引起的基孔肯雅热（CKG）是通过伊蚊（埃及伊蚊和白纹伊蚊）传播。据报道，CKG 病例在非洲、东南亚、美洲以及欧洲部分地区均有报道[48]。CKG 感染者伴有多种皮肤临床表现，最常见的是躯干、四肢和面部长出红斑状斑丘疹，还可能会出现小囊泡和大疱[49]。

温度上升到高于平均温度，则群体中病毒易感蚊子的比例似乎会增加。但另一方面，如果新鲜幼虫暴露在高于 44.5℃ 的温度下 10min，则发现死亡率约为 95%。大于 45℃ 的温度下持续 10min 或更长时间对幼虫来说是致命的[30]。

降雨是 CKG 时空传播的主导因素[50]。在泰国中部的一次疾病流行期间，随着降雨量持续上升，后六周 CFG 病例呈上升趋势，且随日均气温（23.7~30.7℃）的变化而变化，急性 CKG 病例也以每周 7.5km 的中位速度从泰国南部蔓延到北部[51]。肯尼亚沿海地区 CKG 的爆发则与异常干燥的环境条件有关[52]。

（四）罗斯河病毒

罗斯河病毒（RRV）也是由蚊子传播，出现在澳大利亚地区。感染者可能会出现斑丘疹，也可能产生紫癜性病变和小囊泡[53]。

降雨会影响 RRV 的传播，因为蚊子需要水来支持幼虫和蛹的发育。冬季最低温度的升高，也有助于幼虫的存活。澳大利亚 RRV 的爆发与温度、降雨量、相对湿度以及南方涛动指数都有关[54,55]。RRV 的流行通常发生在澳大利亚伴有暴雨和洪水的温带地区。而在热带地区,RRV 全年都在传播。天气预报可与其他监测技术结合,以高度准确地确定适合于 RRV 流行的条件[56]。

(五) 南美锥虫病

南美锥虫病(或美洲锥虫病)是由原生动物克氏锥虫引起的热带寄生虫病。克氏锥虫(Trypanosoma cruzi)是通过锥蝽亚科昆虫的叮咬进行传播。这些疾病也可以通过摄入被污染的食物传播。而感染者的皮肤表现取决于疾病的传播途径及阶段。可能出现的皮肤表现为:硬化红斑性真菌、红斑丘疹和结节、脂膜炎或皮肤溃疡、恰加斯氏病、罗马尼亚征以及弥漫性或麻疹性皮疹[35]。未来几十年气温的升高和生态条件的变化,都可能导致美洲锥虫病的地理分布发生变化。以德克萨斯州南部和墨西哥北部为例,最常见的克氏锥虫病媒(T. gerstaeckeri 和 T. sanguisuga)其地理分布预计将在未来向海拔更高的地方转移[57]。在生态位模型下,巴西锥蝽(Triatoma brasiliensis)已显示出在巴西其他地理区域定居的潜力[58]。预计气温升高同样也会影响哥伦比亚美洲锥虫病的地理分布[59]。飓风伊西多尔袭击了墨西哥尤卡坦半岛,当地红笋螺的丰度增加了 10~15 倍,并在灾难发生后约 6 个月引发了疾病的爆发[60]。

(六) 兔热病

兔热病,流行于北美以及欧洲和亚洲部分地区,由土拉弗朗西斯菌(Francisella tularensis)引起的。其主要病媒是蜱和鹿蝇,然而该病也可以通过其他节肢动物传播,或因被污染的水、血液或组织接种到皮肤、口咽黏膜、结膜而传播。出现皮肤症状的感染者,接种部位会出现小的红斑、触痛的或瘙痒的丘疹;2~3 天后丘疹扩大并溃疡[61]。

随着未来几十年气温的升高,不可避免的变化可能会影响兔热病的地理分布。例如在美国,预计兔热病可能将在更北纬度的地区传播[62]。2010 年和 2012 年,高温和降雨导致土耳其开塞利地区爆发兔热病[63]。在瑞典,如果夏季月平均气温增加约 2℃,则可预计在接下来的几周内兔热病就可能会爆发,时间跨度范围从 3.5~6.6 周,具体取决于具体地理区域[64]。

(七) 莱姆病

莱姆病通过蜱虫叮咬传播给人类。欧洲以蓖籽硬蜱(Ixodes ricinus)为主要病媒,而北美则主要是肩突硬蜱(Ixodes scapularis)为主要病媒。感染者在被咬后 1 天~1 个月内都可能出现迁移性红斑[65]。在过去的数十年里,欧洲部分地区以及北美的莱姆病发病率都有所上升。气温的升高为病媒的生存和扩张创造了适宜的气候条件。

在斯堪的纳维亚半岛(瑞典、挪威和芬兰),预计 2011—2040 年、2041—2070 年以及 2071—2100 年期间,蓖籽硬蜱的范围和丰度都将向北扩展[66]。

在北美,气候变化对肩突硬蜱的潜在影响显示,该病媒可能从美国南部撤离,而扩散到美国中部以及加拿大中南部[67-69]。1998年至2010年期间,匈牙利莱姆病的发病率显著增加,迹象显示发病率的增加应与1~23周的周温相关[70]。

(八)利什曼病

利什曼病是由利什曼原虫属的原生动物寄生虫引起的,通过沙蝇传播给人类。皮肤利什曼病发生于南美洲、非洲、亚洲和南欧[71]。皮肤利什曼病是最常见的类型,表现为咬伤部位呈现红疖或丘疹,在数月内发展为皮肤溃疡[35]。

世界范围内,利什曼病病例数正在增加,尤其是在北美和欧洲。由于气候持续变化,预计沙蝇海拔分布模式和宿主丰度都会随之改变。根据北美(墨西哥、美国和加拿大)2020年、2050年和2080年预测的气候情景,随着越来越多的栖息地变得更适合沙蝇和其宿主物种生存,预计沙蝇栖息地会从墨西哥、美国南部甚至加拿大中南部的部分地区向北扩展[72]。潜在地理分布的跨气候情景预测表明,巴西南部的皮肤利什曼病传播媒介之一 *Lutzomyia whitmani* 的地理分布范围有可能扩展至巴西东南部,如此则巴西东南部可能再次出现利什曼病[73]。在北非的撒哈拉以南地区,气温升高和降水增多可能导致皮肤利什曼病的风险增加。然而,高于临界范围的温度通过限制疾病媒介的繁殖,似乎可以降低皮肤利什曼病

的风险[74]。在欧洲,气候变化导致利什曼病的地理分布发生变化。目前沙蝇主要集中在欧洲西南部,在气候变化情景下,预计未来中欧的气候将变得更适合其生存[75]。依据对西班牙马德里地区的气候变化模拟,与目前情况相比,预测2070—2100年病媒密度将增加三倍[76]。

五、预防和未来

气候变化已成为21世纪最紧迫的全球问题之一。它会增加某些皮肤和皮肤相关疾病的患病风险,尤其是在医疗评估较差的发展中国家。

洪水过后,可以通过提供安全的供水、使用良好的卫生设施以及建设野战医院和庇护所来预防和控制疾病,同时还需要准备安全的食物、营养品和医疗用品,确保燃料获取和运输通道。对公众和卫生保健工作者进行疾病风险和预防的教育,也是有效的应对措施[77]。

病媒控制至关重要。例如,根据气候指标提前数月甚至数年预测到某种病媒传播疾病暴发的可能性,以便实施早期干预措施。建设地理信息系统,捕获所有类型的空间或地理数据,有助于定位未来疾病媒介的行为。然而,预防由病媒叮咬传播的疾病,最有效方法可能仍然是室内残留喷洒、驱蚊剂、经杀虫剂处理的蚊帐以及诱捕器[77]。

总之,越来越多的证据表明,气候变化会影响皮肤和皮肤相关疾病的发生,尤其是在发展中国家。更好地了

解气候变化的影响有助于减少皮肤和皮肤相关疾病的爆发；当然如果可能的话，未来最终目标是减少温室气体的排放，以防止进一步的气候变化。

参考文献

1. Houghton JT, Ding Y, Griggs DJ, et al., editors. Climate change 2001: the scientific basis: contribution of working group i to the third assessment report of the intergovernmental panel on climate change. Cambridge: Cambridge University Press; 2001.

2. Houghton JT, Meira Filho LG, Callander BA, et al., editors. Climate change 1995: the science of climate change: contribution of working group i to the second assessment report of the intergovernmental panel on climate change. Cambridge: Cambridge University Press; 1996.

3. United States Enviromental Protection Agency. http://www.Epa.Gov/climatechange/impacts-adaptation/health.Html. Accessed 3 Jan 2015.

4. Andersen LK. Global climate change and its dermatological diseases. Int J Dermatol. 2011;50:601–3.

5. Andersen LK, Hercogova J, Wollina U, Davis MD. Climate change and skin disease: a review of the English-language literature. Int J Dermatol. 2012;51:656–61. quiz 659, 661.

6. Grover S. Rajeshwari: global warming and its impact on skin disorders. Indian J Dermatol Venereol Leprol. 2009;75:337–9.

7. Balato N, Ayala F, Megna M, Balato A, Patruno C. Climate change and skin. G Ital Dermatol Venereol. 2013;148:135–46.

8. Vachiramon V, Busaracome P, Chongtrakool P, Puavilai S. Skin diseases during floods in Thailand. J Med Assoc Thail. 2008;91:479–84.

9. Lee SH, Choi CP, Eun HC, Kwon OS. Skin problems after a tsunami. J Eur Acad Dermatol Venereol. 2006;20:860–3.

10. Tak S, Bernard BP, Driscoll RJ, Dowell CH. Floodwater exposure and the related health symptoms among firefighters in New Orleans, Louisiana 2005. Am J Ind Med. 2007;50:377–82.

11. Swygard H, Stafford RE. Effects on health of volunteers deployed during a disaster. Am Surg. 2009;75:747–52. discussion 752–743

12. Appelgren P, Farnebo F, Dotevall L, Studahl M, Jonsson B, Petrini B. Late-onset posttraumatic skin and soft-tissue infections caused by rapid-growing mycobacteria in tsunami survivors. Clin Infect Dis. 2008;47:e11–6.

13. Hiransuthikul N, Tantisiriwat W, Lertutsahakul K, Vibhagool A, Boonma P. Skin and soft-tissue infections among tsunami survivors in southern Thailand. Clin Infect Dis. 2005;41:e93–6.

14. Svensson E, Welinder-Olsson C, Claesson BA, Studahl M. Cutaneous melioidosis in a Swedish tourist after the tsunami in 2004. Scand J Infect Dis. 2006;38:71–4.

15. Centers for Disease Control and Prevention (CDC). Infectious disease and dermatologic conditions in evacuees and rescue workers after hurricane katrina-multiple states, August–September, 2005. MMWR Morb Mortal Wkly Rep. 2005;54:961–4.

16. Stewart JH, Goodman MM. Earthquake urticaria. Cutis. 1989;43:340.

17. Gupta MA, Gupta AK. Psychodermatology: an update. J Am Acad Dermatol. 1996;34:1030–46.

18. Leclerc H, Schwartzbrod L, Dei-Cas E. Microbial agents associated with waterborne diseases. Crit Rev Microbiol. 2002;28:371–409.

19. Jansen A, Stark K, Schneider T, Schoneberg I. Sex differences in clinical leptospirosis in Germany: 1997–2005. Clin Infect Dis. 2007;44:e69–72.

20. Thaipadungpanit J, Wuthiekanun V, Chantratita N, Yimsamran S, Amornchai P, Boonsilp S, Maneeboonyang W, Tharnpoophasiam P, Saiprom N, Mahakunkijcharoen Y, Day NP, Singhasivanon P, Peacock SJ, Limmathurotsakul D. Leptospira species in floodwater during the 2011 floods in the Bangkok Metropolitan Region, Thailand. Am J Trop Med Hyg. 2013;89:794–6.

21. Agampodi SB, Dahanayaka NJ, Bandaranayaka AK, Perera M, Priyankara S, Weerawansa P, Matthias MA, Vinetz JM. Regional differences of leptospirosis in Sri Lanka: observations from a flood-associated outbreak in 2011. PLoS Negl Trop Dis. 2014;8:e2626.

22. Smith JK, Young MM, Wilson KL, Craig SB. Leptospirosis following a major flood in central Queensland, Australia. Epidemiol Infect. 2013;141:585–90.

23. Amilasan AS, Ujiie M, Suzuki M, Salva E, Belo MC, Koizumi N, Yoshimatsu K, Schmidt WP, Marte S, Dimaano EM, Villarama JB, Ariyoshi K. Outbreak of leptospirosis after flood, the Philippines, 2009. Emerg Infect Dis. 2012;18:91–4.

24. Dechet AM, Parsons M, Rambaran M, Mohamed-Rambaran P, Florendo-Cumbermack A, Persaud S, Baboolal S, Ari MD, Shadomy SV, Zaki SR, Paddock CD, Clark TA, Harris L, Lyon D, Mintz ED. Leptospirosis outbreak following severe flooding: a rapid assessment and mass prophylaxis campaign; Guyana, January–February 2005. PLoS One. 2012;7:e39672.

25. Horak P, Mikes L, Lichtenbergova L, Skala V, Soldanova M, Brant SV. Avian schistosomes and outbreaks of cercarial dermatitis. Clin Microbiol Rev. 2015;28:165–90.

26. Wu XH, Zhang SQ, Xu XJ, Huang YX, Steinmann P, Utzinger J, Wang TP, Xu J, Zheng J, Zhou XN. Effect of floods on the transmission of schistosomiasis in the Yangtze river valley, people's Republic of China. Parasitol Int. 2008;57:271–6.

27. Barbosa CS, Leal-Neto OB, Gomes EC, Araujo KC, Domingues AL. The endemisation of schistosomia-

sis in porto de galinhas, pernambuco, Brazil, 10 years after the first epidemic outbreak. Mem Inst Oswaldo Cruz. 2011;106:878–83.

28. Zhou XN, Yang GJ, Yang K, Wang XH, Hong QB, Sun LP, Malone JB, Kristensen TK, Bergquist NR, Utzinger J. Potential impact of climate change on schistosomiasis transmission in China. Am J Trop Med Hyg. 2008;78:188–94.

29. Khormi HM, Kumar L. Climate change and the potential global distribution of Aedes aegypti: spatial modelling using GIS and CLIMEX. Geospat Health. 2014;8:405–15.

30. Mourya DT, Yadav P, Mishra AC. Effect of temperature stress on immature stages and susceptibility of Aedes aegypti mosquitoes to chikungunya virus. Am J Trop Med Hyg. 2004;70:346–50.

31. Gilbert L. Altitudinal patterns of tick and host abundance: a potential role for climate change in regulating tick-borne diseases? Oecologia. 2010;162:217–25.

32. Roy-Dufresne E, Logan T, Simon JA, Chmura GL, Millien V. Poleward expansion of the white-footed mouse (Peromyscus leucopus) under climate change: implications for the spread of lyme disease. PLoS One. 2013;8:e80724.

33. Hlavacova J, Votypka J, Volf P. The effect of temperature on leishmania (kinetoplastida: trypanosomatidae) development in sand flies. J Med Entomol. 2013;50:955–8.

34. Centers for disease control and prevention. http://healthmap.Org/dengue/en/. Accessed 8 Jan 2015.

35. Bolivar-Mejia A, Alarcon-Olave C, Rodriguez-Morales AJ. Skin manifestations of arthropod-borne infection in Latin America. Curr Opin Infect Dis. 2014;27:288–94.

36. Bouzid M, Colon-Gonzalez FJ, Lung T, Lake IR, Hunter PR. Climate change and the emergence of vector-borne diseases in Europe: case study of dengue fever. BMC Public Health. 2014;14:781.

37. Sang S, Yin W, Bi P, Zhang H, Wang C, Liu X, Chen B, Yang W, Liu Q. Predicting local dengue transmission in Guangzhou, China, through the influence of imported cases, mosquito density and climate variability. PLoS One. 2014;9:e102755.

38. Banu S, Hu W, Guo Y, Hurst C, Tong S. Projecting the impact of climate change on dengue transmission in Dhaka, Bangladesh. Environ Int. 2014;63:137–42.

39. Hii YL, Rocklov J, Ng N, Tang CS, Pang FY, Sauerborn R. Climate variability and increase in intensity and magnitude of dengue incidence in Singapore. Glob Health Action. 2009;2 doi:10.3402/gha.v2i0.2036.

40. Williams CR, Mincham G, Ritchie SA, Viennet E, Harley D. Bionomic response of Aedes aegypti to two future climate change scenarios in far north Queensland, Australia: implications for dengue outbreaks. Parasit Vectors. 2014;7:447.

41. Tilley PA, Fox JD, Jayaraman GC, Preiksaitis JK. Maculopapular rash and tremor are associated with West Nile fever and neurological syndromes. J Neurol Neurosurg Psychiatry. 2007;78:529–31.

42. Paz S, Semenza JC. Environmental drivers of West Nile fever epidemiology in Europe and Western Asia--a review. Int J Environ Res Public Health. 2013;10:3543–62.

43. Wang G, Minnis RB, Belant JL, Wax CL. Dry weather induces outbreaks of human West Nile virus infections. BMC Infect Dis. 2010;10:38.

44. Harrigan RJ, Thomassen HA, Buermann W, Smith TB. A continental risk assessment of West Nile virus under climate change. Glob Chang Biol. 2014;20:2417–25.

45. Chen CC, Jenkins E, Epp T, Waldner C, Curry PS, Soos C. Climate change and West Nile virus in a highly endemic region of North America. Int J Environ Res Public Health. 2013;10:3052–71.

46. Soverow JE, Wellenius GA, Fisman DN, Mittleman MA. Infectious disease in a warming world: how weather influenced West Nile virus in the United States (2001–2005). Environ Health Perspect. 2009;117:1049–52.

47. Johnson BJ, Sukhdeo MV. Drought-induced amplification of local and regional West Nile virus infection rates in New Jersey. J Med Entomol. 2013;50:195–204.

48. Centers for disease control and prevention. www.Cdc. Gov/chikungunya/geo/index.Html. Accessed 5 Jan 2015.

49. Riyaz N, Riyaz A, Abdul Latheef EN, Anitha PM, Aravindan KP, Nair AS, Shameera P. Cutaneous manifestations of chikungunya during a recent epidemic in Calicut, North Kerala, South India. Indian J Dermatol Venereol Leprol. 2010;76:671–6.

50. Dommar CJ, Lowe R, Robinson M, Rodo X. An agent-based model driven by tropical rainfall to understand the spatio-temporal heterogeneity of a chikungunya outbreak. Acta Trop. 2014;129:61–73.

51. Ditsuwan T, Liabsuetrakul T, Chongsuvivatwong V, Thammapalo S, McNeil E. Assessing the spreading patterns of dengue infection and chikungunya fever outbreaks in lower southern Thailand using a geographic information system. Ann Epidemiol. 2011;21:253–61.

52. Chretien JP, Anyamba A, Bedno SA, Breiman RF, Sang R, Sergon K, Powers AM, Onyango CO, Small J, Tucker CJ, Linthicum KJ. Drought-associated chikungunya emergence along coastal East Africa. Am J Trop Med Hyg. 2007;76:405–7.

53. Anderson SG, French EL. An epidemic exanthem associated with polyarthritis in the Murray valley, 1956. Med J Aust. 1957;44:113–7.

54. Tong S, Hu W, McMichael AJ. Climate variability and Ross River virus transmission in Townsville Region, Australia, 1985–1996. Tropical Med Int Health. 2004;9:298–304.

55. Bi P, Hiller JE, Cameron AS, Zhang Y, Givney R. Climate variability and Ross River virus infections in Riverland, South Australia, 1992–2004. Epidemiol Infect. 2009;137:1486–93.

56. Tomerini DM, Dale PE, Sipe N. Does mosquito control have an effect on mosquito-borne disease? The case of Ross River virus disease and mosquito

management in Queensland, Australia. J Am Mosq Control Assoc. 2011;27:39–44.

57. Garza M, Feria Arroyo TP, Casillas EA, Sanchez-Cordero V, Rivaldi CL, Sarkar S. Projected future distributions of vectors of trypanosoma cruzi in North America under climate change scenarios. PLoS Negl Trop Dis. 2014;8:e2818.

58. Costa J, Dornak LL, Almeida CE, Peterson AT. Distributional potential of the triatoma brasiliensis species complex at present and under scenarios of future climate conditions. Parasit Vectors. 2014;7:238.

59. Cordovez JM, Rendon LM, Gonzalez C, Guhl F. Using the basic reproduction number to assess the effects of climate change in the risk of chagas disease transmission in Colombia. Acta Trop. 2014;129:74–82.

60. Guzman-Tapia Y, Ramirez-Sierra MJ, Escobedo-Ortegon J, Dumonteil E. Effect of hurricane isidore on triatoma dimidiata distribution and chagas disease transmission risk in the Yucatan Peninsula of Mexico. Am J Trop Med Hyg. 2005;73:1019–25.

61. Asano S, Mori K, Yamazaki K, Sata T, Kanno T, Sato Y, Kojima M, Fujita H, Akaike Y, Wakasa H. Temporal differences of onset between primary skin lesions and regional lymph node lesions for tularemia in japan: a clinicopathologic and immunohistochemical study of 19 skin cases and 54 lymph node cases. Virchows Arch. 2012;460:651–8.

62. Nakazawa Y, Williams R, Peterson AT, Mead P, Staples E, Gage KL. Climate change effects on plague and tularemia in the United States. Vector Borne Zoonotic Dis. 2007;7:529–40.

63. Balci E, Borlu A, Kilic AU, Demiraslan H, Oksuzkaya A, Doganay M. Tularemia outbreaks in kayseri, turkey: an evaluation of the effect of climate change and climate variability on tularemia outbreaks. J Infect Public Health. 2014;7:125–32.

64. Ryden P, Sjostedt A, Johansson A. Effects of climate change on tularaemia disease activity in Sweden. Glob Health Action. 2009;2 doi:10.3402/gha.v2i0.2063.

65. Vig DK, Wolgemuth CW. Spatiotemporal evolution of erythema migrans, the hallmark rash of lyme disease. Biophys J. 2014;106:763–8.

66. Jaenson TG, Lindgren E. The range of ixodes ricinus and the risk of contracting lyme borreliosis will increase northwards when the vegetation period becomes longer. Ticks Tick Borne Dis. 2011;2:44–9.

67. Brownstein JS, Holford TR, Fish D. Effect of climate change on lyme disease risk in North America. EcoHealth. 2005;2:38–46.

68. Tuite AR, Greer AL, Fisman DN. Effect of latitude on the rate of change in incidence of lyme disease in the United States. CMAJ Open. 2013;1:E43–7.

69. Ogden NH, Maarouf A, Barker IK, Bigras-Poulin M, Lindsay LR, Morshed MG, O'Callaghan CJ, Ramay F, Waltner-Toews D, Charron DF. Climate change and the potential for range expansion of the lyme disease vector ixodes scapularis in Canada. Int J Parasitol. 2006;36:63–70.

70. Trajer A, Bobvos J, Paldy A, Krisztalovics K. Association between incidence of lyme disease and spring-early summer season temperature changes in Hungary—1998–2010. Ann Agric Environ Med. 2013;20:245–51.

71. World Health Organization. http://apps.Who.Int/ neglected_diseases/ntddata/leishmaniasis/leishmaniasis.Html. Accessed 8 Jan 2015.

72. Gonzalez C, Wang O, Strutz SE, Gonzalez-Salazar C, Sanchez-Cordero V, Sarkar S. Climate change and risk of leishmaniasis in North America: predictions from ecological niche models of vector and reservoir species. PLoS Negl Trop Dis. 2010;4:e585.

73. Peterson AT, Shaw J. Lutzomyia vectors for cutaneous leishmaniasis in southern Brazil: ecological niche models, predicted geographic distributions, and climate change effects. Int J Parasitol. 2003;33:919–31.

74. Bounoua L, Kahime K, Houti L, Blakey T, Ebi KL, Zhang P, Imhoff ML, Thome KJ, Dudek C, Sahabi SA, Messouli M, Makhlouf B, El Laamrani A, Boumezzough A. Linking climate to incidence of zoonotic cutaneous leishmaniasis (L. Major) in Pre-Saharan North Africa. Int J Environ Res Public Health. 2013;10:3172–91.

75. Fischer D, Moeller P, Thomas SM, Naucke TJ, Beierkuhnlein C. Combining climatic projections and dispersal ability: a method for estimating the responses of sandfly vector species to climate change. PLoS Negl Trop Dis. 2011;5:e1407.

76. Galvez R, Descalzo MA, Guerrero I, Miro G, Molina R. Mapping the current distribution and predicted spread of the leishmaniosis sand fly vector in the Madrid region (Spain) based on environmental variables and expected climate change. Vector Borne Zoonotic Dis. 2011;11:799–806.

77. Jafari N, Shahsanai A, Memarzadeh M, Loghmani A. Prevention of communicable diseases after disaster: a review. J Res Med Sci. 2011;16:956–62.

第四章 现代皮肤毒性测试策略

Susanne N. Kolle, Wera Teubner, and Robert Landsiedel

一、简介

物质可能以多种方式影响皮肤，导致各种不良反应。临床上可观察到的病理性皮肤病症与其作用机制一样多种多样。皮肤的局部反应包括腐蚀，刺激和致敏。腐蚀被定义为对皮肤的不可逆破坏，而刺激则是可逆性损伤，主要由炎症引起。然而，物质不仅可以直接（即通过刺激）诱发炎症，还可以通过免疫介导的过程（即通过致敏）诱发炎症。过敏性接触性皮炎是皮肤致敏的临床表现，即免疫介导的皮肤炎症。它需要皮肤与物质重复接触，而直接刺激和腐蚀通常是一次接触后观察到的典型急性反应。此外，某些物质只有在同时用紫外线或可见光照射时才会引起局部皮肤反应，从而引起光毒反应（光刺激或体外细胞光毒性）或光变态反应（指频繁误用紫外和可见光导致光促效应的总称，俗称"光敏性"[1]）。

本章重点介绍由于接触物质引起局部皮肤效应的现代测试策略。"现代测试策略"旨在收集机体相关的毒理学信息。设计研究时，利用了大型数据库中已有的丰富体内毒理学数据，并进行计算处理。机体相关信息的收集和评估采用综合测试法（IATA），以便考虑到测试物质广泛的物理化学特征，并利用体外测试法和计算机模型（见下文）进行测试，体内研究则仅作为最后手段。机体相关的毒理学信息能够将分子起始事件与有害结局路径（AOP）概念中描述的急性毒性效应关联起来[2]。此外，现代测试策略有助于根据欧盟（EU）立法中实施的3R原则[3]改进、减少甚至取代动物实验[4]。

本章不包括皮肤外用物质的全身效应或物质摄入引起的皮肤毒性（如氯痤疮）。简而言之，上述效应可以使用国际统一的测试方法［如经济合作与发展组织（OECD）测试指南（TG）402、410和411进行皮肤毒性试验和OECD TG 407和408进行口服毒性鉴定测试］来明确。所有OECD的TG都可以在http://www.oecd.org/env/ehs/testing/oecdguidelinesforthetestingofchemicals. htm 上找到。皮肤遗传毒性效应也不在本章范围内。遗传毒性通常采用体内外实验(如 OECD TG 471、473、474、487、489)进行评估,这些方法对皮肤无特异性。目前,使用重建皮肤模型来进行遗传毒性测试正在开发中[5]。

在大多数物质或产品安全法规中,核心要求是识别皮肤偶然接触或预期局部应用引起的物质潜在危害。全球化学品统一分类和标签制度(GHS[6])已经在欧盟物质和混合物的分类,标签和包装的法规[7]中实施,尽管进行了修改,但通过以下类别和危险词语区分了三种类型的局部真皮效应:皮肤腐蚀(第 1 类,腐蚀 H314),皮肤刺激(第 2 类,刺激 H315和第 3 类,轻度刺激 H316)和皮肤过敏(第 1 类,敏化 H317)。此外,欧盟已经将反复接触可能导致皮肤干燥或开裂(EUH066)添加作为皮肤类危险标志[8]。所有危险类别都可以按效力水平进行细分(如针对"类别 1,腐蚀"的子类别 1A、1B 和 1C,以及针对"类别 1,致敏"的子类别 1A 和 1B,后者的子类别基于人体实证或动物身上观察到的作用效力)。尽管如此,GHS 并不要求进行细分,因此可能并不能依此优化提高随后的风险管理措施。目前还没有指示光毒性可能性或效力的专有 GHS 危险标志。关于物质的GHS 要求于 2010 年在欧盟生效,并于 2015 年中期实施了关于混合物的GHS 要求。

"传统的"局部皮肤毒性试验是将试验物质施用到动物皮肤上(刺激和腐蚀试验单次进行,致敏试验反复多次进行),随后观察反应。根据所查物质类型和相应法规要求,传统动物实验是强制实施的。但是,现代毒理学方法不仅限于观察暴露于物质的临床结果,而是同时旨在阐明与人类相关的毒性的具体潜在机制。引发皮肤致敏的首选方法之一是体内试验,即小鼠局部淋巴结试验(LLNA,OECD TG 429)。LLNA(使用小鼠)分析致敏过程(诱发阶段),而不像检查豚鼠变应性接触性皮炎的爆发(诱导阶段),不会实际引发疾病的暴发。

体外试验方法对研究毒性机制越来越重要。为揭示人类的毒理学机制,许多现代体外测试方法利用人源培养细胞和组织,由此避免了动物效应外推至人体影响的科学限制,可能会进一步减少并最终取代动物局部毒性评估试验。OECD 于 2004 年采用的首批毒理学体外方法之一(于 2014年、2015 年和 2016 年修订)是使用重建人表皮(RhE)模型的皮肤腐蚀试验(OECD TG 431)(第 4.2 节)。采用OECD TG 431 的十多年以来,在光毒性测试领域(第 4.3 节)和皮肤致敏试验(第 4.4 节)领域,已经开发和验证了一些体外检测方法,对应监管验收可能已经确定或正在进行。

计算机模型是现代毒性测试策略中不可或缺的组成部分。这些模型包括(定量)构效关系[(Q)SAR],其使用数学模型来评估分子的物理化学或结构特性(描述符)以将其分配到特定类别或生物活性。这种建模可以基于不同的元素,这取决于可用的实验数据的数量、质量和细节以及对潜在机制的理解程度。(Q)SAR模型可以独立用作筛选不良特性,但与其他现代毒理学方法结合使用可发挥更大的效用,从而最终取代实验测试。根据欧盟关于化学品注册、评估、授权和限制的法规附件 XI(REACH[9]),在危害评估期间,通过交叉参照,分类或证据权重(WoE)方法,(Q)SAR筛查化学品的不利特性也许有助于解释放弃测试需求的理由。

为了确保(Q)SAR模型的透明度及其适当的监管用途,OECD为(Q)SAR模型的表征和记录建立了五个原则[10]。原则一要求将每个(Q)SAR模型与确定的终点相关联。这强制要求对模型下的实验数据进行严格评估,明确了模型的预测目的。例如,许多皮肤刺激模型基于所谓的初级刺激指数(PII),其是根据物质暴露后前3天内皮肤反应严重程度的分级计算的。因此,PII评分不包括效果可逆性的信息,这削弱了基于PII的模型对GHS分类和标记的适用性。原则二和原则三要求以明确的运算算法表达(Q)SAR并关联到明确的应用范围。针对某个化学类别开发的模型可能非常适用这一特定类别,但可能不适合其他类别的物质。因此,应用范

围为给定预测的可靠性提供了指示。而实际运用中,应用范围通常是根据某些机体和/或统计参数来定义的,因此可能无法对模型可靠性进行总体评估。个别的模型会提供已知参数应用范围依从性的信息并突出显示(各测试物质)所有的未知片段。因此,即使物质可以分类至给定模型的相应应用范围,对其效用的预测也不一定可靠,除非整个范围定义非常严格,不存在未知特征。(Q)SAR这些特征反映了关于建模集大小或对相应机制理解的局限性。原则四定义了使用建模集物质(内部验证)和未知物质(外部验证)来评价模型性能的要求。这些要求的细节取决于给定模型是用于筛选目的还是用于实际危害评估。最后,原则五是提供模型的机制解释[10]。

二、皮肤刺激和腐蚀测试

Worth等人[11]总结了皮肤刺激和腐蚀的机理知识:如果无机酸和碱以及极端pH值的强有机酸侵蚀角质层,则可能造成腐蚀。因此,pH值低于2或高于11.5的物质无需进一步测试就可会被归类为腐蚀剂。此外,某些已知与皮肤成分反应的物质类别也可能会损害皮肤,尤其在物质表面活性很高且容易渗透皮肤的情况下。关于皮肤刺激,据Worth等人[11]报道,欧洲委员会联合研究中心正在拟定AOP。该AOP基于以下关键点:皮肤生物利用度和对皮肤屏障的损害、代谢、化学

诱导的组织创伤,炎症介质的释放和先天免疫系统的激发。然而,Worth 和共同作者也提醒到,皮肤刺激的机理还未被完全阐释;截至 2017 年 4 月,尚未有皮肤刺激的 AOP 公布。

在体内试验方面,德莱赛(Draize)皮肤刺激和腐蚀试验已经使用了数十年,以预测急性皮肤刺激和腐蚀危害[12](OECD TG 404)。这种"传统"动物实验意味着将液体或固体试验物质(通过纱布贴片)单独局部施用到兔子的完好皮肤上。暴露 4h 后,除去贴剂(和皮肤上残留的测试物质)。去除贴剂后立即评估皮肤反应,并在暴露后 14 天内以特定的周期评估皮肤反应。通过对红斑分级评分以及焦痂和水肿形成来评估皮肤反应。多年来,Draize 皮肤刺激试验备受争议。除了动物福利问题,该测试多变[13],且过度预测了人体的体内刺激反应[14-16]。为了减少和改善皮肤刺激和腐蚀体内测试,在 OECD TG 404 的补充中描述了试验的顺序和程序。依此,测试物质最初应用于单只动物。仅在第一只动物中未观察到皮肤腐蚀性时应用两只或更多动物。

除了基于 RhE 模型的皮肤腐蚀试验(OECD TG431),2010 年,相应的皮肤刺激试验(OECD TG 439)也开始使用,该试验也采用了 RhE 模型(于 2013 年和 2015 年修订)。相对容易处理和使用的 RhE 模型在世界各地可商购[17-22]。RhE 模型模拟人表皮的生化和生理特性,进一步模拟导致局部创伤的细胞和组织损伤,即体内刺激的潜在机制[13]。基于 RhE 的测试使用 3-(4,5-二甲基噻唑 -2- 基)-2,5- 二苯基溴化四唑(MTT)测定暴露测试物质后确定相对存活率。

目前,OECD TG 439 和 OECD TG 431 都包含四种相似但不同的测试方法,这些测试方法使用不同的市售 RhE 模型以及不同的模型特定测试方案和预测模型。所有四种基于 RhE 的皮肤腐蚀试验均已用于将物质分类到 GHS 第 1 类腐蚀的子类别,即子类别 1A 和 1B/1C 组合,和"非腐蚀性"(UN,2013)。然而,正如 OECD TG 431(2013 年修订版)中进一步详细描述的那样,根据所使用的具体测试,高达 46% 被归为子类别 1B/1C 的物质可能会被过度预测而归类到子类别 1A 中。通过 2016 年对预测模型的修正,这种过度预测率降低至约 30%。关于皮肤刺激,已采用 OECD TG 439 中描述的测试方法来区分非刺激物和 GHS2 类刺激物。但是,这些测试方法不足以识别 GHS 第 3 类轻度刺激物,尽管在所有监管环境中对此类刺激物并不作识别要求。经 OECD TG 439 确定为刺激物的测试物质,应进行二次测试,以评估或排除其对皮肤的腐蚀性。

除基于 RhE 的测试外,还有两种皮肤腐蚀测试方法。在经皮电阻(TER)方法(OECD TG 430)中,用测试物质处理外植的大鼠皮肤,并通过 TER 测量皮肤完整性和屏障功能。该测试可用于区分腐蚀性和非腐蚀性，但不能进一步将腐蚀性区分至 GHS 子类别 1A、1B 和 1C。值得注意的是，在某些司法管辖区，该测试被认为是动物测试，本章不再做进一步讨论。目前，能实现准确区分至全部子类别 1A、1B 和 1C 的唯一方法是体外膜屏障测试（OECD TG 435）。基本上，该测试通过 pH 指示剂溶液检测物质的腐蚀性，并确定测试物质穿过生物膜（可以商购，Corrositex®）所需的时间。但是，该测试仅限于与 pH 指示剂溶液兼容的物质。

综上，如图 4-1 所示，如不需要评估 GHS 第 3 类（轻度刺激性），上述体外试验的组合使用可以完全替换 Draize 体内皮肤刺激试验。根据给定测试物质的预期刺激可能性和可能需

要对腐蚀性进行细分类来选择测试组合。

谈到计算机模型，早在 15 年多前，德国联邦风险评估研究所（BfR-Bundesinstitut für Risikobewertung）就在决策支持系统（DSS）中处理了已获取的当地皮肤毒性的机理知识数据，以便将物质分类为腐蚀性、刺激性或非刺激性[23,24]。DSS 包含许多物理化学排除规则（针对分子量、水溶性、脂溶性、正辛醇 - 水分配系数、蒸气压和表面张力）和一组结构警示（包含规则）。然而，DSS 是基于欧盟在 2010 年 GHS 首次生效之前使用的分类方案，两种方案在不同刺激水平的定义方面存在差异。因此，DSS 的物理化学排除规则不适合评估 GHS 类别 3 定义的轻度刺激物。

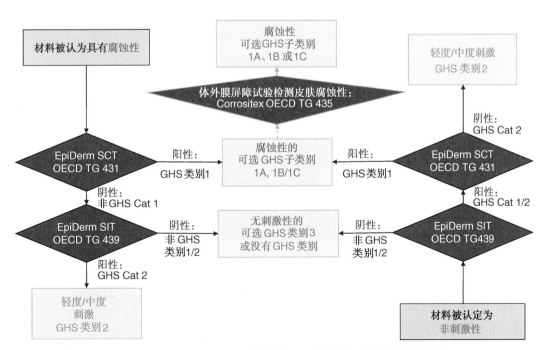

图 4-1 使用 OECD TG 431、439 和 435 进行体外皮肤刺激和腐蚀测试以取代 OECD TG 404。Cat，类别；SCT，皮肤腐蚀测试；SIT，皮肤刺激测试

DSS 的大多数入选和排除标准仅能区分腐蚀性和非腐蚀性,不能评估所有类型的物质。例如,参数"表面张力"仅适用于符合 CxHyOz 或 CxHyOzNaSb 形式的分子。而这些分子的表面张力如果超过 62mN/m(区分表面活性物质和非表面活性物质的阈值)则预测为"不具有腐蚀性"(即根据先前分类方案确定非类别 1 或 R34/R35)。仅依据该参数并不能获得(非)刺激性的信息。在所有排除标准适用的物质中,非腐蚀性和非刺激性通常被认为具有高预测性[25]。结构警示(包含规则)可以很好地识别腐蚀性,但对刺激性只有中等的预测性(68%)[26]。

这两个规则集都包含在 OECD QSAR 工具箱(www. qsartoolbox.org)和 Toxtree(http://toxtree. sourceforge. net)中。在 OECD QSAR 工具箱,它们被称为分析器,作为交叉参照,趋势分析或物质定制 QSAR 的机制支持。许多商业 QSAR 模型供应商也供应用于预测皮肤刺激的模块。在 DEREK,HAZARDEXPERT 和 TOPKAT QSAR 中,经比较发现只有 TOPKAT 能够预测大多数测试化学品的潜在刺激性[27]。OECD 关于皮肤腐蚀和刺激的测试和评估(IATA)综合方法的指导文件[28]概述了已发表的皮肤刺激和腐蚀实验数据库模型。总的来说,皮肤的刺激和腐蚀,尤其是基于 pH 或其他化学反应时,可以通过简单的规则或更全面的计算机模型进行预测。

三、光毒性测试

施用于暴露在阳光下的皮肤(或偶然接触皮肤)并吸收阳光(通常波长为 290~700nm)的物质可能会形成活性分子,导致皮肤刺激或致敏,而未被照射的物质则完全不会或仅在较小程度上造成刺激或致敏[29]。这种活性分子可以通过照射形成,或来源于物质本身的"非光动力学",抑或源于物质与空气中氧气反应的"光动力学"[30],从而发生光毒性或光过敏反应[1];然而,大多数评估都集中在光毒性反应上。

目前存在使用豚鼠、大鼠或小鼠的体内光毒性测试方法[31],但均尚未经过正式验证[32,33]。而体外光毒性测试已有国际统一的标准化方法,即体外 3T3 中性红摄取(NRU)光毒性试验(OECD TG432[34])。此方法在有光和无光的情况下检测物质对永生化成纤维细胞(Balb/c 3T3 细胞)的单层细胞毒性(NRU)。为了评估测试结果,会在有光和无光的情况下,对测试物质孵育期的完整浓度 - 响应曲线进行分析考虑到数据评估程序的复杂性,这项工作会由 OECD 提供的软件完成。对比人体志愿者的光毒性效应,体外 3T3NRU 光毒性试验存在过度预测[35]。另外,测试物质需要可溶于水性培养基中,大多数其他基于细胞的体外测试也是如此。为摆脱这一限制,开发了一种使用 RhE 模型 EpiDerm ™的体外光毒性测试方法,且已经成功通过了预验证[36]。尽管如此,目前依然没有国际公认的基于 RhE 的光毒性测试指南。且基于 RhE 的试验和体外 3T3NRU 光毒性试验一样,也存在过度预测的问题。在体外测试中,四种佛手柑油中有三种呈阳性,而在人类志愿者身上,只有两种产生了反应[32]。

许多光毒性物质在光照条件下起作用并形成活性氧(ROS),因此研究人员提出通过测量 ROS 形成来评估光毒性的方法。实验室内和实验室间研究证实了这种 ROS 检测的相关性和可靠性[37]。2016 年秋季,OECD 发布了测试准则草案[38]。

同样地,光毒性预测的计算机模型也重点关注光吸收后的 ROS 生成。HOMO-LUMO 能级(反应物质光反应性的指标)和/或经典分子描述符也已被用作该计算机模型的基础[39,40]。

由于 OECD 没有特意为药物设计或验证测试方法,制药领域均使用改进的 3T3NRU 光毒性试验进行了研究[31,35]。人用药品注册技术要求国际协调会的指南 S10 中提出了分层测试策略[31](图 4-2)。该测试策略的第一

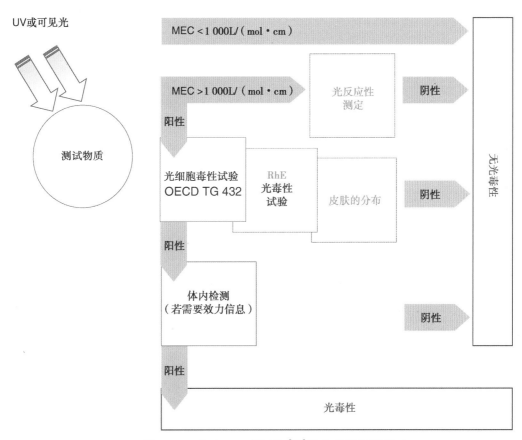

图 4-2　基于 ICH 指南 S10(简版)[31]的光毒性评估策略。
MEC,摩尔消光系数;RhE,重建人表皮模型

步是评估测试物质是否吸收波长范围为 290~700nm 的光。由于该过程需要从光到分子的能量转化,因此,摩尔消光系数低［即<1 000L/(mol·cm)］的物质则不必进一步测试。该性质可以通过分光光度法进行评估。对于大多数物质来说,这种分光光度测试结合体外光细胞毒性测试,加上考虑暴露于光照的其他信息,足以进行安全性评估。

四、皮肤致敏测试

造成皮肤过敏和过敏性接触性皮炎是较复杂的生物过程,它涉及物质与皮肤蛋白质的相互作用以及皮肤和局部淋巴结中不同类型细胞之间的相互作用。该过程的各个关键点已经明确并按序整理,以描述皮肤致敏的AOP,从而将分子起始事件锚定至最终的顶端毒性作用。

皮肤致敏 AOP 的四个关键事件是:①与皮肤蛋白的共价相互作用;②角质形成细胞事件;③树突细胞事件;④淋巴细胞即 T 细胞事件[41,42](图4-3):尽管皮肤的角质层通常是有效的屏障,但低分子量的一些特定物质还是可能渗透到皮肤中。如果这些特定物质(也称为"半抗原")可以改变皮肤蛋白质,就会发生皮肤过敏的

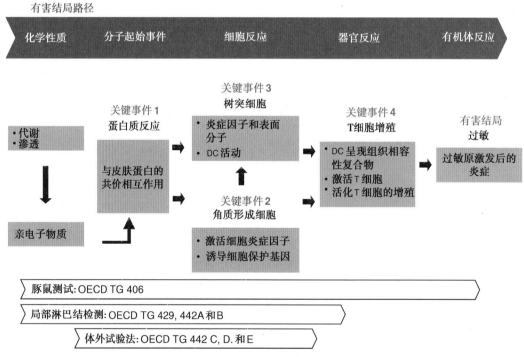

图 4-3　皮肤致敏的有害结局路径(AOP)[41,42]。AOP 的 4 个关键事件:①蛋白质相互作用;②角质形成细胞激活;③树突状细胞(DC)激活和④T 细胞增殖(改编自[41]。图还指示了 AOP 的哪些部分被各自的测试所覆盖)。

分子起始事件。在许多情况下，亲电子半抗原直接结合蛋白质从而形成抗原（或"变应原"，AOP 的第一个关键事件），物质本身可以是前半抗原（prehapten）或后半抗原（prohapten），需要转化成亲电子半抗原以诱导致敏过程。这种转化可以在皮肤中自发发生，也可以在皮肤酶诱导后发生[43]。随后，半抗原必须引发"危险信号"，使得免疫系统发挥作用[44,45]。这是由角质形成细胞激活引发的（第二个关键事件）。第三个关键事件涉及树突细胞（DC）的激活，例如朗格汉斯细胞。DC 是游动细胞，它吸收皮肤中的过敏原并将其转移到引流淋巴结，同时激活 T 细胞，此过程表皮 DC 会经历许多表型和功能变化[46-48]。第四个关键事件涉及过敏原特异性 T 细胞的增殖（诱导期）和过敏原特异性记忆 T 细胞的产生。后者随后接触同一半抗原，引发过敏性接触性皮炎的炎症反应（反应期）[49]。

传统上一直使用动物研究评估物质的致敏潜力，即 Magnusson 和 Kligman 或 Buehler（OECD TG 406）进行的豚鼠试验。这些测试涵盖皮肤过敏的整个过程，包括诱导阶段。在 Magnusson 和 Kligman 豚鼠最大化试验中使用了弗氏完全佐剂，其可能导致疼痛性皮肤损伤，但 Buehler 试验中未使用。相比之下，小鼠 LLNALLNA（OECD TG 429；参见 4.1）及其非放射性变体 OECD TG 442A 和 442B 被认为是约简求精法。试验中，使用的动物数量比豚鼠测试更少，并且将测试限制在诱导阶段，减少对动物造成的痛苦。通过测量渗入的放射性标记的胸苷或通过非放射性方法（OECD TG 442As 和 B）[50,51]，来定量淋巴结中的细胞增殖，使得 LLNA 及其变体相比豚鼠试验来说，主观性更低。两种豚鼠试验的结果都依赖于皮肤反应（红斑和水肿）的直观现象，但反应的关于试验物质致敏效力的信息则非常有限。LLNA 试验被认可用于评估致敏物质的效力。目前小鼠试验仍然是评估化学品的首选方法[9]。然而，和所有毒理学测试方法一样，LLNA 及其变体也有其科学局限性。已知某些物质和种类会产生假阳性[52-54]或假阴性结果[51]。此外，与其他"生物学"测试一致，LLNA 也受制于多变性[55,56]。"临界"物质因产生接近致敏物质阈值的增殖反应而尤其如此[57,58]。

大量的体外试验被开发用于解决皮肤致敏 AOP 中描述的不同关键事件。目前普遍认为，任何单一体外试验都不能够涵盖导致皮肤致敏的所有步骤，更不用说过敏性接触性皮炎[59]。

几种用于皮肤致敏的体外试验符合监管条例，也证实有效。近期已有三种试验被采用为 OECD TG。在 OECD TG 442C，化学皮肤致敏：直接肽反应性测定（DPRA）中列举解释了第一个关键事件（蛋白质反应）。测试物质将与两种模型肽（赖氨酸或含半胱氨酸的七肽）一起孵育。通过高效液相色谱法测量测试物质孵育后剩余的肽量,并计算肽已经修饰("耗尽")的部分。

基于角质形成细胞的 ARE-Nrf2 荧光素酶报告基因检测方法(OECD TG 442D)阐明了第二个关键事件(角质形成细胞激活)。KeratinoSens™[60] 和 LuSens 测试[61,62] 是研究角质形成细胞 ARE-Nrf2(抗氧化反应元件 - 核红细胞 2 相关因子 2)通路的两种测试系统。具体而言,两种方法都揭示了 Keap1-Nrf2 调节通路的激活[63]: 被角质形成细胞摄入的亲电子测试物质可能与抑制蛋白 Keap1 结合,从而触发 Nrf2 从 Keap1-Nrf2 复合物中释放,且 Nrf2 可能易位到细胞核中,随后与 ARE 结合,诱导特定细胞保护基因的表达。KeratinoSens™ 和 LuSens 测定法都使用人永生化角质形成细胞,其具有受 ARE 控制的荧光素酶报告基因。

人类细胞系激发试验检测(h-CLAT)解释了第三个关键事件(DC 激活)并被采用为 OECD TG 442E。通过表达两种表面标志物 CD86 和 CD54,h-CLAT 可以评估人类永生化树突样 THP-1 细胞的活化[64,65]。所有被提及的体外测试法都使用含水体系,因此通常也仅限用于水溶性测试物质。尽管所有方法(可能)都提供了连续的读数范围,但是目前,OECD TG 仅能基于预设阈值给出是 / 否的结论(即预测致敏潜力)。测试中获得的定量信息,通常不会用于预测致敏效力(例如将物质分类到 GHS 子类别 1A 和 1B)。

文中提及的测试法解决了 AOP 的各个关键事件。综合这些测定的结果(和任何其他相关信息)以预测皮肤致敏潜力。也就是说,使用预测模型或在未规定的证据权重方法(WoE)[66] 以预定义的方式联合评估测定结果。这些方法被称为综合评估测试法(IATA),目前正开发用于不同的监管目的[67]。具体而言,对于终点皮肤致敏作用,OECD 已将 12 种 IATA 列为案例研究[68]。这些案例研究展示了简单的 IATA,如 "3 取 2"(2 out of 3)预测模型和复杂贝叶斯或人工神经网络模型[69-71]。

所谓的 3 取 2 预测模型(图 4-4)[72] 使用三个测定法(即 DPRA,KeratinoSens™/LuSens,h-CLAT),取其中两个(至少)的结果来整体定性: 如果至少两种检测结果为阳性,则该物质被认为具有致敏潜力,相反,如果至少两项为阴性,则定性为不具致敏潜力。"3 取 2" 预测模型已应用于不同的数据集[72-74]。在所有研究中,3 取 2 表决模型相比较单项测试来说,准确度更高,且与 LLNA 数据相比,对人体效果的预测也更可靠。Urbisch 等人运用 3 取 2 预测模型评估 200 多种物质[74],以对此模型进行评估,发现其可正确预测 90% 物质的致敏潜力。基于物质的蛋白质结合反应,可以为各个测试定义各自的机制结构域[75];这就使得这些测试更精细适用于人类皮肤致敏潜力的预测[74]。非动物实验

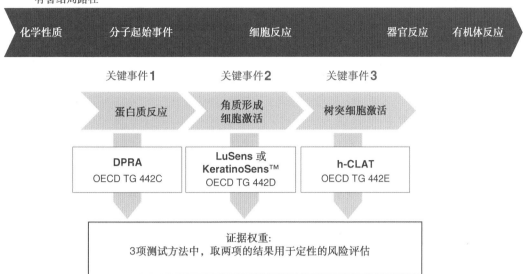

图 4-4　使用现代测试方法的简化预测模型解决皮肤敏感性
有害结局路径的早期关键事件："3 取 2"预测模型。
DPRA，直接肽反应性测定；h-CLAT，人细胞系活化试验

测试法的难点是正确预测预前半抗原（prehapten）和后半抗原（prohapten）的能力。而近期 3 取 2 预测模型已经熟练到不仅可以识别直接作用的半抗原，而且可以识别 27 种前半抗原（prehapten）和后半抗原（prohapten）中的 22 种[76]。DPRA 直接肽段结合方法，h-CLAT 人细胞系激发测试已经有大量数据证明使用非动物实验法 IATA 的可行性。在欧洲，REACH 法规中已规定优先使用非动物实验替代动物实验来证实其皮肤致敏能力。

尽管非动物测试已经可以可靠地预测皮肤致敏潜力，但是测试皮肤致敏效力的方法仍在开发中，因此 REACH 法规中也回归到使用 LLNA 测试来区分效力至子类别 1A 和 1B。

计算机模型建立得益于物质诱导皮肤致敏效应的潜在机制与 AOP 都已经确定。此外，皮肤致敏的分子起始事件不是生物学过程，而是化学过程，即受试物质对皮肤蛋白质的化学修饰。化学反应可以通过使用计算机模型，运用简单的（反应类别）或更全面的规则进行预测（相比预测更复杂和目前更不了解的生物过程来说，准确度更高）。

用于皮肤致敏的（Q）SAR 模型要么包括已知的机制知识，例如物质亲电性（如 DEREK，Toxtree，TIMES-SS），要么完全基于由模型训练集确定的结构碎片的统计评估（例如 Case Ultra，Vega，TOPKAT[77]）。OECD QSAR 工具箱提供了皮肤致敏 AOP 可能的机制信息，从中可以创建物质特异性（Q）SAR 模型。除了现有实验数据的数据库外，OECD（Q）SAR

工具箱还包含两个所谓的分析器,用于扫描化学结构,以获得蛋白质结合的结构警示。这些分析器可与皮肤代谢和自动氧化的模拟器组合,因为可用于模拟器支持的实验数据不够全面,所以其主要还是基于专家规则。Toxtree 包含了蛋白质结合的结构警示,其规则表达部分包括了前半抗原(prehapten)或后半抗原(prohapten)。

2013 年发布的外部验证研究得出结论,基于机制的模型优于统计模型。该研究进一步确定了域定义预测准确性和严格性的关联[78]。TIMES-SS 表现最佳。该模型虽进行了完美预测,但主要缺点是在其可靠性范围内仅覆盖了 16% 的测试物质。通常,通过计算机模型预测皮肤致敏作用对于那些作为敏化剂并且包含机制警报(并且不需要酶促或非酶促转化)的物质是有效的。迄今为止,仍不能充分建模将测试物质分类至 GHS1A 和 1B 子类别。

五、结论

皮肤毒理学是现代毒理学的首要领域之一,通过体外和计算机方法系统生成人体相关的机理信息,预测其对人类的危害,其准确程度足以代替传统的现象性动物模型。然而,体外和计算机方法被诟病为过于简单或不完整(未能

涵盖皮肤过敏 AOP 的所有四个关键事件)。尽管如此,一些法律条款中根据其具体缺陷和局限性对动物模型(如 LLNA 和豚鼠试验)作了规定。正如 Box 和 Draper[79]总结的那样:基本上所有模型都是错误的,但有些模型是有用的。皮肤毒性试验的例子,尤其是皮肤致敏试验,有力地证实了现代毒理学方法是可靠有用的。

参考文献

1. Harber MD, Baer RL. Pathogenic mechanisms of drug-induced photosensitivity. J Invest Dermatol. 1972;58:327–42.
2. Ankley GT, Bennett RS, Erickson RJ, Hoff DJ, Hornung MW, Johnson RD, et al. Adverse outcome pathways: a conceptual framework to support ecotoxicology research and risk assessment. Environ Toxicol Chem. 2010;29:730–41.
3. Russell WMS, Burch RL. The principles of humane experimental technique. Reprinted by UFAW, 1992: 8 Hamilton close, south Mimms, potters bar, Herts EN6 3QD England. London, UK: Methuen; 1959. pp. 238.
4. EP and Council of the EU. Directive 2010/63/EU of the European Parliament and of the Council of 22 September 2010 on the protection of animals used for scientific purposes. O.J. L 276/33, 20 2010.
5. Aardema MJ, Barnett BB, Mun GC, Dahl EL, Curren RD, Hewitt NJ, et al. Evaluation of chemicals requiring metabolic activation in the EpiDerm™ 3D human reconstructed skin micronucleus (RSMN) assay. Mutat Res. 2013;750:40–9.
6. UN. United Nations globally harmonized system of classification and Labelling of chemicals (GHS). 6th revised ed. 2015.
7. EP and Council of the EU. Regulation (EC) no 1272/2008 of the European Parliament and of the Council of 16 December 2008 on classification, labelling and packaging of substances and mixtures, amending and repealing directives 67/548/EEC and 1999/45/EC, and amending regulation (EC) no 1907/2006. O.J L 353/1, 31 2008.
8. EU Commission. Commission regulation (EU) no 605/2014 of 5 June 2014 amending, 6th adaptation to technical and scientific progress, regulation (EC) no 1272/2008 of the European Parliament and of the

Council on classification, labelling and packaging of substances and mixtures. O.J., 6 June 2014. pp. 36–49.

9. EP and Council of the EU. Regulation (EC) no 1907/2006 of the European Parliament and of the Council of 18 December 2006 concerning the registration, evaluation, authorisation and restriction of chemicals (REACH), establishing a European chemicals agency, amending Directive 1999/45/EC and repealing Council regulation (EEC) no 793/93 and Commission regulation (EC) no 1488/94 as well as Council Directive 76/769/EEC and Commission directives 91/155/EEC, 93/67/EEC, 93/105/EC and 2000/21/EC. O.J. L 396/1, 30 2006.

10. OECD. OECD guidance document on the validation of (quantitative) structure-activity relationship [(Q)SAR] models. ENV/JM/MONO(2007)2 OECD, Paris, 30 Mar 2007.

11. Worth A, Barroso J, Bremer S, Burton J, Casati S, Coecke S et al. Alternative methods for regulatory toxicology – a state-of-the-art review. JRC science and policy reports EUR 26797 EN. 2014.

12. Draize JH, Woodard G, Calvery HO. Methods for the study of irritation and toxicity of substances applied topically to the skin and mucous membranes. J Pharmacol Exp Ther. 1944;82:377–90.

13. OECD. Series on testing and assessment no. 137 Explanatory Background Document to the OECD Draft Test Guideline on in vitro Skin Irritation Testing ENV/JM/MONO(2010)36 OECD, Paris, 16 Sep 2010.

14. Basketter DA, York M, McFadden JP, Robinson MK. Determination of skin irritation potential in the human 4-h patch test. Contact Dermatitis. 2004;51:1–4.

15. Jirova D, Basketter D, Liebsch M, Bendova H, Kejlova K, Marriott M, et al. Comparison of human skin irritation patch test data with in vitro skin irritation assays and animal data. Contact Dermatitis. 2010;62:109–16.

16. Robinson MK, McFadden JP, Basketter DA. Validity and ethics of the human 4-h patch test as an alternative method to assess acute skin irritation potential. Contact Dermatitis. 2001;45:1–12.

17. Deshmukh GR, Kumar KH, Reddy PV, Rao BS. In vitro skin corrosion: human skin model test – a validation study. Toxicol In Vitro. 2012;26:1072–4.

18. Hoffmann J, Heisler E, Karpinski S, Losse J, Thomas D, Siefken W, et al. Epidermal-skin-test 1000 (EST-1000) – a new reconstructed epidermis for in vitro skin corrosivity testing. Toxicol In Vitro. 2005;19:925–9.

19. Kandarova H, Hayden P, Klausner M, Kubilus J, Sheasgreen J. An in vitro skin irritation test (SIT) using the EpiDerm reconstructed human epidermal (RHE) model. J Vis Exp. 2009;29, pii: 1366. doi: 10.3791/1366.

20. Kandárová H, Hayden P, Klausner M, Kubilus J, Kearney P, Sheasgreen J. In vitro skin irritation testing: improving the sensitivity of the EpiDerm skin irritation test protocol. Altern Lab Anim. 2009;37:671–89.

21. Kojima H, Ando Y, Idehara K, Katoh M, Kosaka T, Miyaoka E, et al. Validation study of the in vitro skin irritation test with the LabCyte EPI-MODEL24. Altern Lab Anim. 2012;40:33–50.

22. Spielmann H, Hoffmann S, Liebsch M, Botham P, Fentem JH, Eskes C, et al. The ECVAM international validation study on in vitro tests for acute skin irritation: report on the validity of the EPISKIN and EpiDerm assays and on the skin integrity function test. Altern Lab Anim. 2007;5:559–601.

23. Gerner I, Zinke S, Graetschel G, Schlede E. Development of a decision support system for the introduction of alternative methods into local irritancy/corrosivity testing strategies. Creation of fundamental rules for a decision support system. Altern Lab Anim. 2000;28:665–98.

24. Gerner I, Graetschel G, Kahl J, Schlede E. Development of a decision support system for the introduction of alternative methods into local irritation/corrosion testing strategies: development of a relational data base. Altern Lab Anim. 2000;28:11–28.

25. Rorije E, Hulzebos E. Evaluation of (Q)SARs for the prediction of skin irritation/corrosion potential. Physicochemical exclusion rules. Final report for ECB contract IHCP.B430206. European Commission, Joint Research Centre. 2005. https://eurl-ecvam.jrc. ec.europa.eu/laboratories-research/predictive_toxi cology/information-sources/qsar-document-area/ Evaluation_of_Skin_Irritation_QSARs.pdf

26. Gallegos Saliner A, Tsakovska I, Pavan M, Patlewicz G, Worth AP. Evaluation of SARs for the prediction of skin irritation/corrosion potential. Structural inclusion rules in the BfR decision support system. SAR QSAR Environ Res. 2007;18:331–42.

27. Mombelli E. An evaluation of the predictive ability of the QSAR software packages, DEREK, HAZARDEXPERT and TOPKAT, to describe chemically-induced skin irritation. Altern Lab Anim. 2008;36:15–24.

28. OECD, 2014. OECD guidance document on an integrated approach on testing and assessment (IATA) for skin corrosion and irritation. Series on testing and assessment no. 203, OECD, Paris, Jul 2014.

29. Thong H-Y, Maibach HI. Photosensitivity induced by exogenous agents: phototoxicity and photoallergy. In: Roberts MS, Walters KA, editors. Dermal absorption and toxicity assessment. 2nd ed. New York: Informa Healthcare; 2007, ISBN: 978-0849375910.

30. Epstein JH. Phototoxicity and photoallergy in man. J Am Acad Dermatol. 1983;8:141–7.

31. ICH. International conference on harmonisation of technical requirements for registration of pharmaceuticals for human use. ICH harmonised tripartite guideline: Photosafety evaluation of pharmaceuticals. Current step 4 version, 13 2013.

32. Jirova D, Liebsch M, Basketter D, Spiller E, Kejlova K, Bendova H, et al. Comparison of human skin irritation and photo-irritation patch test data with cellular in vitro assays and animal in vivo data. AATEX. 2007;14(Special Issue):359–65.

33. Kim K, Park H, Lim KM. Phototoxicity: its mechanism and animal alternative test methods. Toxicol Res. 2015;31:97–104.

34. Lasarow RM, Isseroff RR, Gomez EC. Quantitative *in vitro* assessment of phototoxicity by a fibroblast-neutral red assay. J Invest Dermatol. 1992;98:725–9.

35. Ceridono M, Tellner P, Bauer D, Barroso J, Alépée N, Corvi R, et al. The 3T3 neutral red uptake phototoxicity test: practical experience and implications for phototoxicity testing – the report of an ECVAM-EFPIA workshop. Regul Toxicol Pharmacol. 2012;63:480–8.

36. Liebsch M, Traue D, Barrabas C, Spielmann H, Gerberick F, Cruse L, et al. Prevalidation of the Epiderm™ phototoxicity test. In: Clark D, Lisansky S, Macmillan R, editors. Alternatives to animal testing II: Proceedings of 2nd International Science Conference organised by the European Cosmetic Industry, Brussels. Newbury: Belgium CPL Press; 1999. p. 160–6.

37. Onoue S, Hosoi K, Wakuri S, Iwase Y, Yamamoto T, Matsuoka N, et al. Establishment and intra−/inter-laboratory validation of a standard protocol of reactive oxygen species assay for chemical photosafety evaluation. J Appl Toxicol. 2013;33:1241–50.

38. OECD. OECD guideline for the testing of chemicals. Draft proposal for a new test guideline ROS (Reactive Oxygen Species) assay for photosafety OECD, Paris, Nov 2016.

39. Haranosono Y, Kurata M, Sakaki H. Establishment of an *in silico* phototoxicity prediction method by combining descriptors related to photo-absorption and photo-reaction. J Toxicol Sci. 2014;39:655–64.

40. Ringeissen S, Marrot L, Note R, Labarussiat A, Imbert S, Todorov M, et al. Development of a mechanistic SAR model for the detection of phototoxic chemicals and use in an integrated testing strategy. Toxicol In Vitro. 2011;25:324–34.

41. OECD. Series on testing and assessment, no. 168. The adverse outcome pathway for skin sensitisation initiated by covalent binding to proteins. Part 1: scientific evidence. ENV/JM/MONO(2012)10/PART 1. OECD, Paris, 4 May 2012.

42. OECD. Series on testing and assessment no. 168. The adverse outcome pathway for skin sensitisation initiated by covalent binding to proteins. Part 2: use of the AOP to develop chemical categories and integrated assessment and testing approaches. ENV/JM/MONO(2012)10/PART 2. OECD, Paris, 4 May 2012.

43. Gerberick F, Aleksic M, Basketter D, Casati C, Karlberg AT, Kern P, et al. Chemical reactivity measurement and the predicitve identification of skin sensitisers. Altern Lab Anim. 2008;36:215–42.

44. Matzinger P. The danger model: a renewed sense of self. Science. 2002;296:301–5.

45. McFadden JP, Basketter DA. Contact allergy, irritancy and 'danger'. Contact Dermatitis. 2000;42:123–7.

46. Kimber I, Cumberbatch M. Dendritic cells and cutaneous immune responses to chemical allergens. Toxicol Appl Pharmacol. 1992;117:137–46.

47. Ryan CA, Kimber I, Basketter DA, Pallardy M, Gildea LA, Gerberick GF. Dendritic cells and skin sensitization: biological roles and uses in hazard identification. Toxicol Appl Pharmacol. 2007;221:384–94.

48. Steinman RM. The dendritic cell system and its role in immunogenicity. Annu Rev Immunol. 1991;9:271–96.

49. Banchereau J, Steinman RM. Dendritic cells and the control of immunity. Nature. 1998;392:245–52.

50. Ahn I, Kim TS, Jung ES, Yi JS, Jang WH, Jung KM, et al. Performance standard-based validation study for local lymph node assay: 5-bromo-2-deoxyuridine-flow cytometry method. Regul Toxicol Pharmacol. 2016;80:183–94.

51. Basketter D, Kolle SN, Schrage A, Honarvar N, Gamer AO, van Ravenzwaay B, et al. Experience with local lymph node assay performance standards using standard radioactivity and nonradioactive cell count measurements. J Appl Toxicol. 2012;32:590–6.

52. Ball N, Cagen S, Carrillo JC, Certa H, Eigler D, Emter R, et al. Evaluating the sensitization potential of surfactants: integrating data from the local lymph node assay, guinea pig maximization test, and *in vitro* methods in a weight-of-evidence approach. Regul Toxicol Pharmacol. 2011;60:389–400.

53. Basketter D, Ball N, Cagen S, Carrillo JC, Certa H, Eigler D, et al. Application of a weight of evidence approach to assessing discordant sensitisation datasets: implications for REACH. Regul Toxicol Pharmacol. 2009;55:90–6.

54. Kreiling R, Hollnagel HM, Hareng L, Eigler D, Lee MS, Griem P, et al. Comparison of the skin sensitizing potential of unsaturated compounds as assessed by the murine local lymph node assay (LLNA) and the guinea pig maximization test (GPMT). Food Chem Toxicol. 2008;46:1896–904.

55. Hoffmann S. LLNA variability: an essential ingredient for a comprehensive assessment of non-animal skin sensitization test methods and strategies. ALTEX. 2015;32:379–83.

56. Luechtefeld T, Maertens A, Russo DP, Rovida C, Zhu H, Hartung T. Analysis of publically available skin sensitization data from REACH registrations 2008–2014. ALTEX. 2016;33:135–48.

57. Kolle SN, Basketter DA, Casati S, Stokes WS, Strickland J, van RB, et al. Performance standards and alternative assays: practical insights from skin sensitization. Regul Toxicol Pharmacol. 2013;65:278–85.

58. Leontaridou M, Urbisch D, Kolle SN, Ott K, Mulliner DS, Gabbert S, Landsiedel R. Quantification of the borderline range and implications for evaluating non-animal testing methods' precision. ALTEX. 2017; doi:10.14573/altex.1606271.

59. Mehling A, Eriksson T, Eltze T, Kolle S, Ramirez T, Teubner W, et al. Non-animal test methods for predicting skin sensitization potentials. Arch Toxicol. 2012;86:1273–95.

60. Andreas N, Caroline B, Leslie F, Frank G, Kimberly N, Allison H, et al. The intra- and inter-laboratory reproducibility and predictivity of the KeratinoSens assay to predict skin sensitizers *in vitro*: results of a ring-study in five laboratories. Toxicol In Vitro. 2011;25(3):733–44.

61. Ramirez T, Mehling A, Kolle SN, Wruck CJ, Teubner W, Eltze T, et al. LuSens: a keratinocyte based ARE reporter gene assay for use in integrated testing strategies for skin sensitization hazard identification. Toxicol In Vitro. 2014;28:1482–97.

62. Ramirez T, Stein N, Aumann A, Remus T, Edwards A, Norman KG, et al. Intra- and inter-laboratory reproducibility and accuracy of the LuSens assay: a reporter gene-cell line to detect keratinocyte activation by skin sensitizers. Toxicol In Vitro. 2016;32:278–86.

63. Kobayashi A, Ohta T, Yamamoto M. Unique function of the Nrf2-Keap1 pathway in the inducible expression of antioxidant and detoxifying enzymes. Methods Enzymol. 2004;378:273–86.

64. Ashikaga T, Yoshida Y, Hirota M, Yoneyama K, Itagaki H, Sakaguchi H, et al. Development of an *in vitro* skin sensitization test using human cell lines: the human cell line activation test (h-CLAT). I. Optimization of the h-CLAT protocol. Toxicol In Vitro. 2006;20:767–73.

65. Ashikaga T, Sakaguchi H, Sono S, Kosaka N, Ishikawa M, Nukada Y, et al. A comparative evaluation of *in vitro* skin sensitization tests: the human cell-line activation test (h-CLAT) versus the local lymph node assay (LLNA). Altern Lab Anim. 2010;38:275–84.

66. Sauer UG, et al. Local tolerance testing under REACH: accepted non-animal methods are not on equal footing with animal tests. ATLA. 2016;443:281.

67. Rovida C, Alépée N, Api AM, Basketter DA, Bois FY, Caloni F, et al. Integrated testing strategies (ITS) for safety assessment. ALTEX. 2015;32:25–40.

68. OECD. OECD guidance document on the reporting of defined approaches and individual information sources to be used within integrated approaches to testing and assessment (IATA) for skin sensitization ENV/JM/MONO(2016)29 (Ann. I: case studies; Ann. 2: information sources used within the case studies). 2016. http://www.Oecd.Org/officialdocuments/publicdisplay documentpdf/?Cote=env/jm/mono(2016)29&doclang uage=en

69. Jaworska J, Dancik Y, Kern P, Gerberick F, Natsch A. Bayesian integrated testing strategy to assess skin sensitization potency: from theory to practice. J Appl Toxicol. 2013;33:1353–64.

70. Tsujita-Inoue K, Hirota M, Ashikaga T, Atobe T, Kouzuki H, Aiba S. Skin sensitization risk assessment model using artificial neural network analysis of data from multiple *in vitro* assays. Toxicol In Vitro. 2014;28:626–39.

71. van der Veen JW, Rorije E, Emter R, Natsch A, van Loveren H, Ezendam J. Evaluating the performance of integrated approaches for hazard identification of skin sensitizing chemicals. Regul Toxicol Pharmacol. 2014;69:371–9.

72. Bauch C, Kolle SN, Ramirez T, Eltze T, Fabian E, Mehling A, et al. Putting the parts together: combining *in vitro* methods to test for skin sensitizing potentials. Regul Toxicol Pharmacol. 2012;63:489–504.

73. Natsch A, Ryan CA, Foertsch L, Emter R, Jaworska J, Gerberick F, et al. A dataset on 145 chemicals tested in alternative assays for skin sensitization undergoing prevalidation. J Appl Toxicol. 2013;33:1337–52.

74. Urbisch D, Mehling A, Guth K, Ramirez T, Honarvar N, Kolle SN, et al. Assessing skin sensitization hazard in mice and men using non-animal test methods. Regul Toxicol Pharmacol. 2015;71:337–51.

75. Aptula AO, Patlewicz G, Roberts DW, Schultz TW. Non-enzymatic glutathione reactivity and *in vitro* toxicity: a non-animal approach to skin sensitization. Toxicol In Vitro. 2006;20:239–47.

76. Urbisch D, Becker M, Honarvar N, Kolle SN, Mehling A, Teubner W, Wareing B, Landsiedel R. Assessment of pre- and pro-haptens using non-animal test methods for skin sensitization. Chem Res Toxicol. 2016;29:901–13.

77. Patlewicz G, Worth A. Review of data sources, QSARs and integrated testing strategies for skin sensitisation. EUR 23225 EN. European Commission, Joint Research Centre. JRC Scientific and Technical Reports. 2008.

78. Teubner W, Mehling A, Schuster PX, Guth K, Worth A, Burton J, et al. Computer models versus reality: how well do in *silico* models currently predict the sensitization potential of a substance. Regul Toxicol Pharmacol. 2013;67:468–85.

79. Box GEP, Draper NR. Empirical model building and response surfaces. New York, NY: Wiley; 1987. p. 424.

第 Ⅱ 部分

环境对皮肤的威胁

第五章　接触性致敏

Stefan F. Martin

缩略词

ACD：变应性接触性皮炎（allergic contact dermatitis）

CHS：接触性超敏反应（contact hypersensitivity）

DAMP：损伤相关分子模式（damage-associated molecular patterns）

DC：树突状细胞（dendritic cell）

DNFB：2,4- 二硝基氟苯（2,4-dinitrofluorobenzene）

ICD：刺激性接触性皮炎（irritant contact dermatitis）

NLR：NOD 样受体（NOD-like receptor）

PAMP：病原体相关的分子模式（pathogen-associated molecular patterns）

PRR：模式识别受体（pattern recognition receptor）

ROS：活性氧（reactive oxygen species）

TLR：Toll 样受体（Toll-like receptor）

TNCB：2,4,6- 三硝基氯苯（2,4,6-trinitrochlorobenzene）

一、接触性皮炎

接触性过敏原是低分子量化学物质或金属离子，因其太小而不能被免疫系统识别，因此也被称为半抗原（half-antigen）必须强制活性化（亲电子或复合物形成）。化学反应性是区分接触性过敏原和刺激物的主要特征。后者包括比如 SDS 等洗涤剂，可引起刺激性接触性皮炎（ICD）但不能激活适应性免疫应答。它们对皮肤细胞产生毒性作用，但似乎也引起一些先天免疫反应。接触性过敏原会引起变应性接触性皮炎（ACD），其患病率很高，15%~20% 的普通人群对至少一种接触性过敏原敏感，5%~10% 的人每年至少出现一次临床表现[1,2]。职业性 ICD 和 ACD 也是职业病中很重要的一类[3,4]。工作场所有许多化学物质可能会导致严重的问题[5]。鉴于接触性皮炎的患病率及其对人类健康的影响，因此我们迫切需要开发以其机理为基础的新型靶向治疗。

对接触过敏原的致敏可在首次皮肤接触时发生,包括诱导固有炎症免疫反应和最终接触性过敏原特异性 T 细胞反应[6,7]。ACD 的诱导需要皮肤反复接触相同的接触过敏原,进而导致循环接触过敏原特异性 T 细胞募集到皮肤中。当 T 细胞在皮肤细胞上的 MHC 分子环境下识别到接触过敏原时,T 细胞被激活。由于细胞毒性效应功能和细胞因子如 IFN-γ 和 IL-17 的分泌而促进炎症反应[8]。然后,调节性 T 细胞和具有免疫调节功能的其他细胞,如 NKT 细胞,迅速下调免疫应答[7,9]。

二、ACD 诊断

生产性致敏在临床上表现不明显,但可以通过斑贴试验来诊断[2]。该试验为在体试验,受试物敷贴于背部皮肤 48h,如该测试化学品有致敏作用,则会在特定的试验区域出现红色湿疹样皮肤反应。这种 ACD 由致敏个体的接触过敏原特异性 T 细胞引起,所述 T 细胞被募集到发炎的皮肤并发挥其效应功能,如对 MHC 分子环境下对呈现接触过敏原的细胞发挥细胞毒活性。斑贴试验是一种非常古老的方法,其结果需要由经过培训且经验丰富的专家解读。未来的目标之一是确定理想的循环生物标志物,明确地识别 ACD 并使其与 ICD 和其他形式的湿疹区分开来。

近期的研究正指向这个方向。在此运用全局分析技术通过人体皮肤活组织检查来鉴定特异性接触性过敏原或湿疹亚型特异性的基因。不同接触性过敏原的比较揭示了共同调节的基因,也揭示了个别过敏原特异性的基因[10]。银屑病,特应性皮炎或镍诱发湿疹患者的个体比较也揭示了湿疹亚型常见或特异的基因特征[11]。过敏原和疾病特异性生物标志物的识别将为现代分子诊断学奠定基础。不仅如此,这些研究还将揭示用于病因疗法的潜在新药物靶点。

三、化学反应和免疫系统激活

接触性过敏原是反应性的低分子量有机化学物质或金属离子。其抗原性和免疫原性的必要条件是通过与生物分子共价结合或形成复合物。然而,接触过敏原能够同时激活先天免疫系统并形成 T 细胞表位的能力又决定了其特殊性。

T 细胞表位形成的必要条件是接触性过敏原的蛋白质反应性,它可以直接与 MHC 分子在细胞表面上呈递的肽结合,或者与金属离子一样,以不依赖于肽的方式与肽和 MHC 分子或 MHC 分子形成复合物。此外,细胞内外的蛋白质可以进行化学修饰,然后加工生成接触性过敏原修饰的肽,这些肽会显示在抗原呈递细胞(APC)表面的 MHC 分子上[8]。

接触性过敏原化学反应性的另一个重要结果是先天免疫系统的激活,这是激活适应性免疫系统的先决条件[12,13]。此处接触过敏原非常奇特，因其可以在无菌条件下，参与对感染的先天免疫应答的特征通路。这种由异生物质引起的特殊类型的炎症被称为异种炎症，以区别于微生物炎症或自身炎症[12,14]。

四、接触性过敏原的先天分子免疫反应

针对通过（少数分析的）接触性过敏原激活先天免疫系统的研究，得到了一个惊人的结果，即其所触发的信号通路与感染因子触发的信号通路相同。在感染过程中，一些病原体会激活模式识别受体（PRR），例如膜相关 Toll 样受体（TLR）和位于细胞质内的 NOD 样受体（NLR）NLRP3，NLRP3 是激活 NLRP3 炎性体的半胱天冬氨酸酶（caspase-1）的组成部分。这些受体能识别细菌和病毒的成分，例如 DNA 或 RNA，能识别病原相关分子模式（PAMP）——细菌胞壁成分和细菌毒素；进而引发促炎细胞因子和趋化因子的产生。针对蛋白质抗原的疫苗接种通常需要添加这种 PAMP，也就是佐剂。传染因子还引发促炎活性氧（ROS）的产生，促进 TLR 和 NLRP3 炎性体的激活。如上所述，接触性过敏原非常特殊：它们可以激活先天免疫系统和适应性免疫系统，即它们具有自身佐剂活性。近年来，在阐明接触性过敏原这种特征的机理基础方面取得了重大进展。接触过敏原可有效激活 PRR。对 TLR 则有直接和间接两种激活途径。金属离子镍和钴直接与人体 LPS 受体 TLR4 中的保守组氨酸残基结合，在没有同源配体 LPS 的情况下，发生二聚化和信号转导[15,16]。这些组氨酸残基在小鼠 TLR4 中缺失，也就解释了为什么镍在小鼠接触性超敏反应（CHS）模型中不能诱导 ACD，除非添加诸如 LPS 的佐剂。如 CHS 模型[17]所示，有机化学物质如噁唑酮和 2,4,6- 三硝基氯苯（TNCB）间接激活 TLR2 和 TLR4，引起细胞外基质组分透明质酸（HA）的降解，随后 HA 片段也可以激活这些 TLR。此外，由于其诱导活性氧（ROS），进而会引起氧化应激和激活抗氧化剂 II 期反应[18,19]。所有这些接触性过敏原都会激活 NLRP3 炎性体。而有机化学物质则是通过引起细胞应激导致 ATP 释放，从而通过 ATP 受体 P2X7R 来活化炎性小体[20]。

由接触性过敏原触发的另一种信号转导通路涉及与激酶 Syk 耦联的未知受体[21]。已有结果表明，IL-1β 的产生是通过激酶 Syk 与 NF-κB 激活适配器 CARD9 和 Bcl10 耦联的信号通路介导的。加工未成熟的 pro-IL-1β 需要通过 NLRP3 炎性小体激活 caspase-1。这依赖于 ROS 的产生，然而并不依赖于 CARD9/Bcl10 或 TLR/IL-1R 相关的衔接蛋白 MyD88。该研究表明，接触性过敏原直接或间接地与一种未知的免疫受体酪氨酸基激活基序（ITAM）结合，其中包含通过 Syk 发出信号的受体。

五、对接触性过敏原的先天细胞免疫反应

接触性过敏原触发先天免疫应答不仅仅涉及造血细胞的激活。皮肤结构细胞如角质形成细胞和真皮成纤维细胞均参与免疫应答,它们像造血细胞一样表达 PRR。许多不同的皮肤驻留和迁移细胞类型的相互作用在高度动态的过程中协调先天炎症反应。这种相互作用的一个例子是在 ACD 的致敏阶段中肥大细胞,嗜中性粒细胞和 DC 之间的交叉效应。使用缺乏肥大细胞或能够使肥大细胞耗竭的基因工程小鼠品株已经揭示了它们在 CHS 中的重要促炎作用[22]。致敏前肥大细胞减少或肥大细胞的缺乏可显著降低 DNFB 或 FITC 的耳肿胀反应。结果显示,在 CHS 中渗入皮肤的中性粒细胞也具有重要的促炎作用[23]。在肥大细胞缺失的情况下,皮肤浸润受损。此外,DC 不能有效地迁移到皮肤引流淋巴结,T 细胞启动被废除。

另外,在 CHS 的诱导期也需要嗜中性粒细胞,以使 T 细胞募集到炎症皮肤。肥大细胞和中性粒细胞是如何被接触过敏原激活的还有待研究。此外,PRR 可能在最近证实的移植物抗宿主病中发挥 TLR 依赖性中性粒细胞激活作用[24]。有趣的是,最近的一项研究表明,中性粒细胞在气道中为 CD8+T 细胞迁移留下趋化因子线索。在流感感染模型中,研究人员证实了 CXCR4 依赖的 CD8T 细胞沿着填充的 CXCL12 的轨迹迁移[25]。此外,在没有嗜中性粒细胞的情况下,T 细胞的效应功能受到损害,另一项研究表明细菌皮肤感染模型中,中性粒细胞向淋巴结迁移[26]。因此,渗透的嗜中性粒细胞有助于引导 T 细胞进入炎症组织部位并调节 T 细胞功能。

六、通过体外试验鉴定接触性过敏原:动物实验的替代品

皮肤致敏的不良结局途径(AOP)总结了化学物质致敏皮肤的关键事件[27]。取代动物实验来评估化学品的皮肤致敏潜力使得体外测定有所发展,其中包括 AOP 的不同步骤。这些努力的结果将是开发出一种结合了几种测定方法的综合检测策略[28-31]。到目前为止,有三种体外试验已得到充分验证,现在是 OECD 指南试验。直接肽反应性测定(DPRA,OECD 指南测试 442C)基于含有赖氨酸或半胱氨酸残基的模型肽的消耗来检测测试物质的化学反应性。接触性过敏原的共价结合导致未修饰肽的质量峰的质量转移和消失。第二种测定方法是由 KeratinoSens 测定法代表的 ARE-Nrf2 荧光素酶检测方法(OECD 指南测试 442D)。该测定基于抗氧化阶段 2 反应的激活[32,33]并检测人角质形成细胞系 HaCaT 中荧光素酶报告系统中转录因子 Nrf2 的激活。第三个测试

是人细胞系激活测试（hCLAT，OECD指南测试 442E）。在该测定中，通过测试化学品刺激人单核细胞白血病 THP-1 细胞，并通过流式细胞术检测共刺激分子 CD86 的上调。理想情况下，综合测试和评估方法（IATA）应该结合最少量的测定方法，但目前尚不清楚哪种测定组合对于可靠的危害识别是最佳的。

七、异源先天免疫刺激

小鼠局部淋巴结试验（OECD TG 429）中的危害和风险评估是接触性过敏原识别的黄金标准，以及目前体外测定中的危害鉴定也是用单一物质进行的。然而，最终产品通常是含有许多不同物质的混合物和制剂，其中包括几种接触性过敏原，洗涤剂和防腐剂。必须考虑到，这种组合可能促进化学物质渗透到皮肤中，从而增加局部浓度。此外，接触性过敏原和刺激物的组合可能会产生协同或累加效应，从而放大先天免疫和应激反应[34-36]。这可能导致单一化合物未观察到的致敏性，其可以用机械的方法解释[37]。TLR 系统就是一个很好的例子。在10 个人和 13 个小鼠 TLR 中，大多数通过衔接蛋白 MyD88 来激活 NF-κB。因此，通过接触性过敏原同时直接或间接触发不同的 TLR 可导致炎症放大。这可以解释混合物和制剂中所见的附加效应或协同效应。还可以通过其他接触过敏原或甚至通过感染提供

异源刺激来代替弱接触过敏原不能给予的缺失的先天免疫刺激。在我们的 CHS 模型中，我们先前已经证明缺乏 TLR2 和 TLR4 或 TLR4 和 IL-12Rβ2 的小鼠对 CHS 具有抗性。然而，在用 TNCB 致敏之前，在 DC 上触发 TLR9 或将合成 TLR9 配体注射到小鼠皮肤中可恢复 CHS[17]。

这些发现表明了异源性先天免疫刺激概念的重要性[37]。简化的观点是 DC 是由哪种刺激激活的并不重要。只要发生适当的 DC 活化和极化以允许接触过敏原特异性 T 细胞的启动，那么被 T 细胞识别的接触性过敏原是否提供了自体先天免疫刺激或足够强并不重要。由其他接触性过敏原或制剂和混合物的成分或甚至通过感染给予的异源性先天免疫刺激可以提供附加或协同效应，甚至完全替代缺失的自体刺激。

八、结论

ACD 和 ICD 是重要的炎症性皮肤病，具有很大的社会经济影响。对其分子和细胞病理机制的阐明正在积极发展，并且已经提供基本的机制见解。这是基于机制的毒理学研究和体外试验开发的基础，以取代接触性过敏原鉴定的动物实验，并用于新药物靶标的识别和由此产生的靶向致病疗法的设计。生物标志物的发现将会改善诊断，并促进我们对化学诱导性皮肤病的机制理解。

参考文献

1. Peiser M, Tralau T, Heidler J, Api AM, Arts JH, Basketter DA, English J, Diepgen TL, Fuhlbrigge RC, Gaspari AA, Johansen JD, Karlberg AT, Kimber I, Lepoittevin JP, Liebsch M, Maibach HI, Martin SF, Merk HF, Platzek T, Rustemeyer T, Schnuch A, Vandebriel RJ, White IR, Luch A. Allergic contact dermatitis: epidemiology, molecular mechanisms, in vitro methods and regulatory aspects. Current knowledge assembled at an international workshop at BfR, Germany. Cell Mol Life Sci. 2012;69(5):763–81. doi:10.1007/s00018-011-0846-8.

2. Brasch J, Becker D, Aberer W, Bircher A, Kranke B, Jung K, Przybilla B, Biedermann T, Werfel T, John SM, Elsner P, Diepgen T, Trautmann A, Merk HF, Fuchs T, Schnuch A. Guideline contact dermatitis: S1-Guidelines of the German Contact Allergy Group (DKG) of the German Dermatology Society (DDG), the Information Network of Dermatological Clinics (IVDK), the German Society for Allergology and Clinical Immunology (DGAKI), the Working Group for Occupational and Environmental Dermatology (ABD) of the DDG, the Medical Association of German Allergologists (AeDA), the Professional Association of German Dermatologists (BVDD) and the DDG. Allergo J Int. 2014;23(4):126–38. doi:10.1007/s40629-014-0013-5.

3. Holness DL. Occupational skin allergies: testing and treatment (the case of occupational allergic contact dermatitis). Curr Allergy Asthma Rep. 2014;14(2):410. doi:10.1007/s11882-013-0410-8.

4. Wiszniewska M, Walusiak-Skorupa J. Recent trends in occupational contact dermatitis. Curr Allergy Asthma Rep. 2015;15(7):43. doi:10.1007/s11882-015-0543-z.

5. Fyhrquist N, Lehto E, Lauerma A. New findings in allergic contact dermatitis. Curr Opin Allergy Clin Immunol. 2014;14(5):430–5. doi:10.1097/ACI.0000000000000092.

6. Martin SF. Immunological mechanisms in allergic contact dermatitis. Curr Opin Allergy Clin Immunol. 2015;15(2):124–30. doi:10.1097/ACI.0000000000000142.

7. Vocanson M, Hennino A, Rozieres A, Poyet G, Nicolas JF. Effector and regulatory mechanisms in allergic contact dermatitis. Allergy. 2009;64(12):1699–714. doi:10.1111/j.1398-9995.2009.02082.x.

8. Martin SF, Esser PR, Schmucker S, Dietz L, Naisbitt DJ, Park BK, Vocanson M, Nicolas JF, Keller M, Pichler WJ, Peiser M, Luch A, Wanner R, Maggi E, Cavani A, Rustemeyer T, Richter A, Thierse HJ, Sallusto F. T-cell recognition of chemicals, protein allergens and drugs: towards the development of in vitro assays. Cell Mol Life Sci. 2010;67(24):4171–84. doi:10.1007/s00018-010-0495-3.

9. Goubier A, Vocanson M, Macari C, Poyet G, Herbelin A, Nicolas JF, Dubois B, Kaiserlian D. Invariant NKT cells suppress CD8(+) T-cell-mediated allergic contact dermatitis independently of regulatory CD4(+)

T cells. J Invest Dermatol. 2013;133(4):980–7. doi:10.1038/jid.2012.404.

10. Dhingra N, Shemer A, Correa da Rosa J, Rozenblit M, Fuentes-Duculan J, Gittler JK, Finney R, Czarnowicki T, Zheng X, Xu H, Estrada YD, Cardinale I, Suarez-Farinas M, Krueger JG, Guttman-Yassky E. Molecular profiling of contact dermatitis skin identifies allergen-dependent differences in immune response. J Allergy Clin Immunol. 2014;134(2):362–72. doi:10.1016/j.jaci.2014.03.009.

11. Quaranta M, Knapp B, Garzorz N, Mattii M, Pullabhatla V, Pennino D, Andres C, Traidl-Hoffmann C, Cavani A, Theis FJ, Ring J, Schmidt-Weber CB, Eyerich S, Eyerich K. Intraindividual genome expression analysis reveals a specific molecular signature of psoriasis and eczema. Sci Transl Med. 2014;6(244):244ra290. doi:10.1126/scitranslmed.3008946.

12. Martin SF. Allergic contact dermatitis: xenoinflammation of the skin. Curr Opin Immunol. 2012;24(6):720–9. doi:10.1016/j.coi.2012.08.003.

13. Kaplan DH, Igyarto BZ, Gaspari AA. Early immune events in the induction of allergic contact dermatitis. Nat Rev Immunol. 2012;12(2):114–24. doi:10.1038/nri3150.

14. Honda T, Egawa G, Grabbe S, Kabashima K. Update of immune events in the murine contact hypersensitivity model: toward the understanding of allergic contact dermatitis. J Invest Dermatol. 2013;133(2):303–15. doi:10.1038/jid.2012.284.

15. Schmidt M, Raghavan B, Muller V, Vogl T, Fejer G, Tchaptchet S, Keck S, Kalis C, Nielsen PJ, Galanos C, Roth J, Skerra A, Martin SF, Freudenberg MA, Goebeler M. Crucial role for human Toll-like receptor 4 in the development of contact allergy to nickel. Nat Immunol. 2010;11(9):814–9. doi:10.1038/ni.1919.

16. Raghavan B, Martin SF, Esser PR, Goebeler M, Schmidt M. Metal allergens nickel and cobalt facilitate TLR4 homodimerization independently of MD2. EMBO Rep. 2012;13(12):1109–15. doi:10.1038/embor.2012.155.

17. Martin SF, Dudda JC, Bachtanian E, Lembo A, Liller S, Durr C, Heimesaat MM, Bereswill S, Fejer G, Vassileva R, Jakob T, Freudenberg N, Termeer CC, Johner C, Galanos C, Freudenberg MA. Toll-like receptor and IL-12 signaling control susceptibility to contact hypersensitivity. J Exp Med. 2008;205(9):2151–62. doi:10.1084/jem.20070509.

18. Esser PR, Wolfle U, Durr C, von Loewenich FD, Schempp CM, Freudenberg MA, Jakob T, Martin SF. Contact sensitizers induce skin inflammation via ROS production and hyaluronic acid degradation. PLoS One. 2012;7(7):e41340. doi:10.1371/journal.pone.0041340.

19. El Ali Z, Gerbeix C, Hemon P, Esser PR, Martin SF, Pallardy M, Kerdine-Romer S. Allergic skin inflammation induced by chemical sensitizers is controlled by the transcription factor Nrf2. Toxicol Sci. 2013;134(1):39–48. doi:10.1093/toxsci/kft084.

20. Weber FC, Esser PR, Muller T, Ganesan J, Pellegatti P, Simon MM, Zeiser R, Idzko M, Jakob T, Martin SF. Lack of the purinergic receptor P2X(7) results

in resistance to contact hypersensitivity. J Exp Med. 2010;207(12):2609–19. doi:10.1084/jem.20092489.

21. Yasukawa S, Miyazaki Y, Yoshii C, Nakaya M, Ozaki N, Toda S, Kuroda E, Ishibashi K, Yasuda T, Natsuaki Y, Mi-ichi F, Iizasa E, Nakahara T, Yamazaki M, Kabashima K, Iwakura Y, Takai T, Saito T, Kurosaki T, Malissen B, Ohno N, Furue M, Yoshida H, Hara H. An ITAM-Syk-CARD9 signalling axis triggers contact hypersensitivity by stimulating IL-1 production in dendritic cells. Nature Commun. 2014;5:3755. doi:10.1038/ncomms4755.

22. Dudeck A, Dudeck J, Scholten J, Petzold A, Surianarayanan S, Kohler A, Peschke K, Vohringer D, Waskow C, Krieg T, Muller W, Waisman A, Hartmann K, Gunzer M, Roers A. Mast cells are key promoters of contact allergy that mediate the adjuvant effects of haptens. Immunity. 2011;34(6):973–84. doi:10.1016/j.immuni.2011.03.028.

23. Weber FC, Nemeth T, Csepregi JZ, Dudeck A, Roers A, Ozsvari B, Oswald E, Puskas LG, Jakob T, Mocsai A, Martin SF. Neutrophils are required for both the sensitization and elicitation phase of contact hypersensitivity. J Exp Med. 2015;212(1):15–22. doi:10.1084/jem.20130062.

24. Schwab L, Goroncy L, Palaniyandi S, Gautam S, Triantafyllopoulou A, Mocsai A, Reichardt W, Karlsson FJ, Radhakrishnan SV, Hanke K, Schmitt-Graeff A, Freudenberg M, von Loewenich FD, Wolf P, Leonhardt F, Baxan N, Pfeifer D, Schmah O, Schonle A, Martin SF, Mertelsmann R, Duyster J, Finke J, Prinz M, Henneke P, Hacker H, Hildebrandt GC, Hacker G, Zeiser R. Neutrophil granulocytes recruited upon translocation of intestinal bacteria enhance graft-versus-host disease via tissue damage. Nat Med. 2014;20(6):648–54. doi:10.1038/nm.3517.

25. Lim K, Hyun YM, Lambert-Emo K, Capece T, Bae S, Miller R, Topham DJ, Kim M. Neutrophil trails guide influenza-specific CD8(+) T cells in the airways. Science. 2015;349(6252):aaa4352. doi:10.1126/science.aaa4352.

26. Hampton HR, Bailey J, Tomura M, Brink R, Chtanova T. Microbe-dependent lymphatic migration of neutrophils modulates lymphocyte proliferation in lymph nodes. Nat Commun. 2015;6:7139. doi:10.1038/ncomms8139.

27. MacKay C, Davies M, Summerfield V, Maxwell G. From pathways to people: applying the adverse outcome pathway (AOP) for skin sensitization to risk assessment. ALTEX. 2013;30(4):473–86.

28. Leist M, Hasiwa N, Rovida C, Daneshian M, Basketter D, Kimber I, Clewell H, Gocht T, Goldberg A, Busquet F, Rossi AM, Schwarz M, Stephens M, Taalman R, Knudsen TB, McKim J, Harris G, Pamies D, Hartung T. Consensus report on the future of animal-free systemic toxicity testing. ALTEX. 2014;31(3):341–56. doi:10.14573/altex.1406091.

29. Wong CL, Ghassabian S, Smith MT, Lam AL. In vitro methods for hazard assessment of industrial chemicals – opportunities and challenges. Front Pharmacol. 2015;6:94. doi:10.3389/fphar.2015.00094.

30. Reisinger K, Hoffmann S, Alepee N, Ashikaga T, Barroso J, Elcombe C, Gellatly N, Galbiati V, Gibbs S, Groux H, Hibatallah J, Keller D, Kern P, Klaric M, Kolle S, Kuehnl J, Lambrechts N, Lindstedt M, Millet M, Martinozzi-Teissier S, Natsch A, Petersohn D, Pike I, Sakaguchi H, Schepky A, Tailhardat M, Templier M, van Vliet E, Maxwell G. Systematic evaluation of non-animal test methods for skin sensitisation safety assessment. Toxicol In Vitro. 2015;29(1):259–70. doi:10.1016/j.tiv.2014.10.018.

31. Urbisch D, Mehling A, Guth K, Ramirez T, Honarvar N, Kolle S, Landsiedel R, Jaworska J, Kern PS, Gerberick F, Natsch A, Emter R, Ashikaga T, Miyazawa M, Sakaguchi H. Assessing skin sensitization hazard in mice and men using non-animal test methods. Regul Toxicol Pharmacol. 2015;71(2):337–51. doi:10.1016/j.yrtph.2014.12.008.

32. Hayes JD, Dinkova-Kostova AT. The Nrf2 regulatory network provides an interface between redox and intermediary metabolism. Trends Biochem Sci. 2014;39(4):199–218. doi:10.1016/j.tibs.2014.02.002.

33. Tebay LE, Robertson H, Durant ST, Vitale SR, Penning TM, Dinkova-Kostova AT, Hayes JD. Mechanisms of activation of the transcription factor Nrf2 by redox stressors, nutrient cues, and energy status and the pathways through which it attenuates degenerative disease. Free Radic Biol Med. 2015;88(Pt B):108–46. doi:10.1016/j.freeradbiomed.2015.06.021.

34. Agner T, Johansen JD, Overgaard L, Volund A, Basketter D, Menne T. Combined effects of irritants and allergens. Synergistic effects of nickel and sodium lauryl sulfate in nickel- sensitized individuals. Contact Dermatitis. 2002;47(1):21–6.

35. Pedersen LK, Johansen JD, Held E, Agner T. Augmentation of skin response by exposure to a combination of allergens and irritants – a review. Contact Dermatitis. 2004;50(5):265–73. doi:10.1111/j.0105-1873.2004.00342.x.

36. Bonefeld CM, Nielsen MM, Rubin IM, Vennegaard MT, Dabelsteen S, Gimenez-Arnau E, Lepoittevin JP, Geisler C, Johansen JD. Enhanced sensitization and elicitation responses caused by mixtures of common fragrance allergens. Contact Dermatitis. 2011;65(6):336–42. doi:10.1111/j.1600-0536.2011.01945.x.

37. Martin SF. Adaptation in the innate immune system and heterologous innate immunity. Cell Mol Life Sci. 2014;71(21):4115–30. doi:10.1007/s00018-014-1676-2.

第六章 接触性荨麻疹及接触性荨麻疹综合征

Hans F. Merk

接触性荨麻疹、接触性荨麻疹综合征(CUS)、蛋白质接触性皮炎(PCD)和口腔过敏综合征(OAS)是直接接触皮肤和黏膜反应引起的疾病,可能是在高分子量化合物或低分子量化合物(ICoU)致敏后发生特异性免疫反应的结果,也可能由不需要事先致敏(NICoU)的非免疫反应介导。许多与皮肤接触的环境材料中的化合物能够诱发接触性荨麻疹,如动物皮屑、植物、食物和调味剂、酶、化妆品(包括香料和防腐剂)、药物、消毒剂以及金属[1,2]。

临床接触性荨麻疹的特征是在接触诱导剂部位的皮肤出现典型的三重反应——风团、潮红和瘙痒。它在接触后 30min 内发生,并在数小时内完全消失,没有残留的体征和症状。三重反应单独或与立即诱发的湿疹一起出现,如果暴露的抗原持续存在,也可导致湿疹。

大多数引发这些反应的化合物都属于化妆品、植物、蔬菜和食物。接触性荨麻疹最早是由 Fisher 描述的,随后被 Johnson 和 Maibach 确认为一种

综合征[3]。

小分子量和高分子量化合物均可诱发接触性荨麻疹。尤其非免疫性荨麻疹(NICoU)主要由众多小分子化合物介导[4]。例如二甲基亚砜、苯甲酸、肉桂酸、肉桂醛、丁子香酚、硝酸甲酯和山梨酸等。香料中的肉桂醛、肉桂醇、异丁子香酚、羟基香茅醛和香叶醇等成分也可诱导 NICoU[5,6,7]。

NICoU 的发病机制尚不清楚。至少有三种可能的通路或概念来解释这些反应:非特异性组胺释放,花生四烯酸代谢的调节,以及皮肤神经的激活包括递质如 P 物质[8]的释放。然而,特非那定等抗组胺药不能抑制大多数非免疫性荨麻疹反应,而口服或局部应用非甾体类抗炎药(NSAIDs)可以抑制这些反应[9]。有趣的是,紫外线能够抑制这种反应[4]。

虽然非免疫性接触性荨麻疹比小分子量化合物的免疫接触性荨麻疹更常见,但后一种形式可能有更严重的后果(例如累及除皮肤以外的器官系统,包括过敏反应和死亡)。过敏性接触性荨麻疹是一种即刻型(I 型)过敏

反应,在大多数情况下是 IgE 依赖性的。至少在对小分子化合物过敏反应的情况下,可能存在即时型和延迟型反应。例如,在对过硫酸铵有过敏反应的美发师的案例中,患者首先对过硫酸铵产生延迟型过敏反应,导致过敏性接触性皮炎的沉淀,最初为手部湿疹,后来扩散至全身。最后,患者出现过硫酸铵接触性荨麻疹和过敏性哮喘的体征和症状,并在嗜碱性粒细胞激活试验(BAT)中呈过硫酸铵阳性,这在大多数情况下是 IgE 依赖性激活(图 6-1)[10]。

这样的观察强调了皮肤是小分子化合物过敏反应的优选靶器官。一些皮肤病可能是过敏性接触性皮炎,过敏性接触性荨麻疹和过敏性药物反应的多种体征和症状的结果。除此之外,皮肤似乎是能够通过免疫系统对这些化合物敏感而引发过敏反应的主要器官[11]。为了研究小分子化合物在小鼠身上可能产生的过敏性哮喘,

首先必须通过将目标化合物应用于皮肤来使其致敏,并且在皮肤发生过敏反应后,可以通过吸入的方式诱发哮喘——不与皮肤进一步接触的吸入不会导致哮喘反应[12]。大多数对小分子化合物的过敏性接触性荨麻疹反应(表 6-1)是由职业性接触引起的,并且最近有人建议进行可能的点刺试验来证实这些过敏反应[14]。具有 350nm 吸收光谱的二苯甲酮 -3 被渗入防晒剂和仿晒黑产品中,并且可以诱发严重接触性荨麻疹综合征至 IV 期(表 6-2)[5]。牙膏和卸妆液中的薄荷醇可以引起类似的反应[15]。

还有许多其他的化妆品化合物引起过敏和非过敏性接触性荨麻疹的例子,包括护发产品、抗菌剂和防腐剂、防晒剂、芳香化合物、牙膏香精或植物来源和动物源性化妆品成分[5]。最近特别讨论了小麦和水解产物,因为它们诱发运动性荨麻疹,血管性水肿,甚

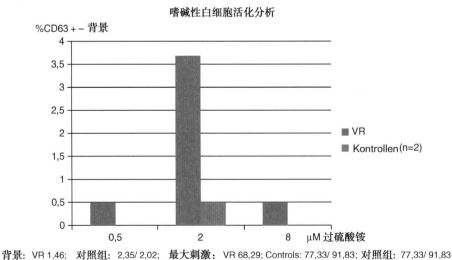

背景:VR 1,46; 对照组:2,35/ 2,02; 最大刺激:VR 68,29; Controls 77,33/ 91,83; 对照组:77,33/ 91,83

图 6-1　对接触过硫酸铵后出现接触性荨麻疹、湿疹和哮喘的理发师
进行嗜碱性粒细胞激活试验(BAT)

至局部应用后出现过敏性休克[16,17]。造成此的原因是对麦醇溶蛋白的敏感[18,19,20]。

表6-1 可引起过敏性接触性荨麻疹，接触性荨麻疹综合征和哮喘的小分子化合物

环氧树脂

过硫酸盐

洗必泰

氮丙啶

甲基丙烯酸酯

乙醇胺

甲醛

松香

异氰酸酯

氯胺

β-Lactam 抗生素环酸酐

环酸酐（如甲基六氢邻苯二甲酸酐），是环氧树脂的组成部分

双酚 A（也含环氧树脂）

金属（铝、铬、钴、铱盐、镍、铑、铂盐）

表6-2 接触性荨麻疹综合征的不同分期[13]

Ⅰ期 局限性荨麻疹（发红、肿胀）；直接接触性皮炎（湿疹 - 蛋白质接触性皮炎）
瘙痒、刺痛或灼热感

Ⅱ期 全身性荨麻疹

Ⅲ期 多器官受累
[鼻结膜炎（流鼻涕、流眼泪），支气管哮喘（支气管痉挛、喘息），血管神经性水肿和口咽部症状（嘴唇肿胀、声音嘶哑、吞咽困难）或胃肠道症状（恶心、呕吐、腹泻、痉挛）]

Ⅳ期 过敏性休克

大多数过敏性接触性荨麻疹或ICoU 由蛋白质，特别是食物成分介导的。在大多数情况下，它们是 IgE 依赖的免疫介导反应。它起始于接触性荨麻疹，如果抗原暴露持续存在，它会发展成"蛋白质接触性皮炎"，最常见于手和前臂，由 Hjorth 和 Roed-Petersen 首先做出描述[15]。它也可以发展为接触性荨麻疹综合征（表6-2）[3]。同样在食物过敏的情况下，食物表皮致敏作为食物过敏的诱导剂的重要性最近已被强调，因为在大多数情况下，由于职业性烹饪和皮肤护理治疗，接触性荨麻疹先于食物过敏[21]。蛋白质接触性皮炎在职业性皮肤病中起着重要作用，特别是在屠夫和屠宰场工人，销售蔬菜和其他食物的人以及在餐馆和酒店的厨房工作的人及农民中容易发生；谷物和酶可以在蛋白质接触性皮炎中发挥作用，包括面包师和磨坊主的接触性荨麻疹综合征[22-24,25]（图6-2）。护士，医生以及患者对乳胶过敏。乳胶中有几种成分可引起致敏和过敏反应，某些成分的致敏程度与暴露种类有关[26]。此外，乳胶和香蕉、鳄梨等水果之间存在一些交叉反应[27]。

用于识别致病抗原的诊断试验包括用商业试剂和新鲜材料进行点刺测试；"Reibtest"（用材料轻轻摩擦）对高度敏感的患者也有帮助。由于这些皮肤试验也适用于对蛋白质过敏的情况，它们表明即使蛋白质也可以被皮肤吸收。降低皮肤屏障完整性和功能

的因素包括已经存在的皮炎（例如刺激性或特应性皮炎）、物理损伤、化学损伤（如使用洗涤剂）、水合作用增加和皮肤堵塞。

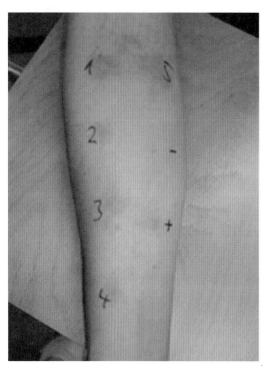

图6-2　点刺试验（患有蛋白质接触性荨麻疹的屠夫）：1，牛肉；2，猪肉；3，鸡肉；4，火鸡；5，羊肉；-，0.9% NaCl；+，组胺。Vanstreels L, Merk HF：Protein contact dermatitis in abutcher. Hautarzt 63（2012）：926-928

　　体外试验可用于测量血清中的特异性 IgE，嗜碱性粒细胞激活试验可能会有帮助，特别是当用于测定抗原的抗原试剂无法用于检测特异性 IgE 时[28,29,30]。特异性 IgE 可以通过 CAP-FEIA 法测定，也可以用微阵列技术平台测定，如果想要测定蛋白质或肽成分，则微阵列技术尤为有用[27,31]。如果患者有过敏或血管性水肿等严重反应史，或因急性湿疹而无法进行皮肤试验，则体外试验尤其重要，并且优于皮肤试验。在这些情况下，体外试验能够取代皮肤试验。

参考文献

1. Gimenez-Arnau A, Maurer M, De La Cuadra J, Maibach H. Immediate contact skin reactions, an update of contact urticaria, contact urticaria syndrome and protein contact dermatitis – "A Never Ending Story". Eur J Dermatol. 2010;20(5):552–62.
2. Wang CY, Maibach HI. Immunologic contact urticaria – the human touch. Cutan Ocul Toxicol. 2016;32:154–60.
3. Von Krogh C, Maibach HI. The contact urticaria syndrome. An update review. J Am Acad Dermatol. 1981;5:328–42.
4. Kim E, Maibach H. Contact urticarial. In: Greaves MW, Kaplan AP, editors. Urticaria and angioedema. New York, Basel: Marcel Dekker Inc.; 2004. p. 149–69.
5. Verhulst L, Goossens A. Cosmetic components causing contact urticaria: a review and update. Contact Dermatitis. 2016;75(6):333–44.
6. Gimenez-Arnau E. Chemical compounds as trigger factors of immediatw ontact skin reactions. In: Giménez-Arnau AM, Maibach HI, editors. Contact urticaria syndrome. 2nd ed. Boca Raton: CRC Press; 2015. p. 67–77.
7. Kireche M, Gimenez-Arnau E, Lepoittevin JP. Preservatives in cosmetics: reactivity of allergenic formaldehyde-releasers towards amino acids through breakdown products other than formaldehyde. Contact Dermatitis. 2010;63(4):192–20.
8. Kujala T, Lahti A. Duration of inhibition of non-immunologic immediate contact reactions by acetylsalicylic acid. Contact Dermatitis. 1989;21(1):60–1.
9. Lahti A, Väänänen A, Kokkonen EL, Hannuksela M. Acetylsalicylic acid inhibits non-immunologic contact urticaria. Contact Dermatitis. 1987;16(3):133–5.
10. Hoffmann HJ, Santos AF, Mayorga C, Nopp A, Eberlein B, Ferrer M, Rouzaire P, Ebo DG, Sabato V, Sanz ML, Pecaric-Petkovic T, Patil SU, Hausmann OV, Shreffler WG, Korosec P, Knol EF. The clinical utility of basophil activation testing in diagnosis and monitoring of allergic disease. Allergy. 2015;70(11):1393–40.
11. North CM, Ezendam J, Hotchkiss JA, Maier C, Aoyama K, Enoch S, Goetz A, Graham C, Kimber I, Karjalainen A, Pauluhn J, Roggen EL, Selgrade M, Tarlo SM, Chen CL. Developing a framework for assessing chemical respiratory sensitization: a workshop report. Regul Toxicol Pharmacol. 2016;80:295–309.
12. Pauluhn J. Development of a respiratory sensitization/elicitation protocol of toluene diisocyanate (TDI) in Brown Norway rats to derive an elicitation-based occupational exposure level. Toxicology. 2014;319:10–22.

13. Gimenez-Arnau A. Contact urticaria and the environment. Rev Environ Health. 2014;29:207–15.

14. Helaskoski E, Suojalehto H, Kuuliala O, Aalto-Korte K. Prick testing with chemicals in the diagnosis of occupational contact urticarial and respiratory diseases. Contact Dermatitis. 2014;72:20–32.

15. Giménez-Arnau AM, Maibach HI. Contact urticaria syndrome. 2nd ed. Boca Raton: CRC Press; 2015.

16. Fukutomi Y, Itagaki Y, Taniguchi M, Saito A, Yasueda H, Nakazawa T, Hasegawa M, Nakamura H, Akiyama K. Rhinoconjunctival sensitization to hydrolyzed wheat protein in facial soap can induce wheat-dependent exercise-induced anaphylaxis. J Allergy Clin Immunol. 2011;127(2):531–53.

17. Fukutomi Y, Taniguchi M, Nakamura H, Akiyama K. Epidemiological link between wheat allergy and exposure to hydrolyzed wheat protein in facial soap. Allergy. 2014;69(10):1405–11.

18. Adachi R, Nakamura R, Sakai S, Fukutomi Y, Teshima R. Sensitization to acid-hydrolyzed wheat protein by transdermal administration to BALB/c mice, and comparison with gluten. Allergy. 2012;67(11):1392–9.

19. Leheron C, Bourrier T, Albertini M, Giovannini-Chami L. Immediate contact urticaria caused by hydrolysed wheat proteins in a child via maternal skin contact sensitization. Contact Dermatitis. 2013;68(6):379–80. doi:10.1111/cod.12046.

20. Nakamura R, Nakamura R, Sakai S, Adachi R, Hachisuka A, Urisu A, Fukutomi Y, Teshima R. Tissue transglutaminase generates deamidated epitopes on gluten, increasing reactivity with hydrolyzed wheat protein-sensitized IgE. J Allergy Clin Immunol. 2013;132(6):1436.

21. Inomata N, Nagashima M, Hakuta A, Aihara M. Food allergy preceded by contact urticaria due to the same food: involvement of epicutaneous sensitization in food allergy. Allergol Int. 2015;64(1):73–8.

22. Amaro C, Goossens A. Immunological occupational contact urticaria and contact dermatitis from proteins: a review. Contact Dermatitis. 2008;58(2):67–75.

23. Doutre MS. Occupational contact urticaria and protein contact dermatitis. Eur J Dermatol. 2005; 15(6):419–24.

24. Vanstreels L, Merk HF. Protein contact dermatitis in a butcher. Hautarzt. 2012;63(12):926–8.

25. Lukacs J, Schliemann S, Elsner P. Occupational contact urticaria caused by food – a systematic clinical review. Contact Dermatitis. 2016;75(4):195–204.

26. Ott H, Schröder C, Raulf-Heimsoth M, Mahler V, Ocklenburg C, Merk HF, Baron JM. Microarrays of recombinant Hevea brasiliensis proteins: a novel tool for the component-resolved diagnosis of natural rubber latex allergy. J Investig Allergol Clin Immunol. 2010;20(2):129–38.

27. Ott H, Baron JM, Heise R, Ocklenburg C, Stanzel S, Merk HF, Niggemann B, Beyer K. Clinical usefulness of microarray-based IgE detection in children with suspected food allergy. Allergy. 2008;63(11):1521–8.

28. Erdmann SM, Heussen N, Moll-Slodowy S, Merk HF, Sachs B. CD63 expression on basophils as a tool for the diagnosis of pollen-associated food allergy: sensitivity and specificity. Clin Exp Allergy. 2003;33(5):607–14.

29. Erdmann SM, Sachs B, Schmidt A, Merk HF, Scheiner O, Moll-Slodowy S, Sauer I, Kwiecien R, Maderegger B, Hoffmann-Sommergruber K. In vitro analysis of birch-pollen-associated food allergy by use of recombinant allergens in the basophil activation test. Int Arch Allergy Immunol. 2005;136(3):230–8.

30. Vanstreels L, Merk HF. Value of in-vitro diagnostic tools after anaphylaxis. Hautarzt. 2013;64(2):93–6.

31. Ott H, Lehmann S, Wurpts G, Merk HF, Viardot-Helmer A, Rietschel E, Baron JM. Anaphylaxis in childhood and adolescence. Hautarzt. 2007;58(12): 1032–40.

第七章 接触性过敏原的风险评估

David A. Basketter

一、简介

我们所处的世界完全由化学物质组成,其中绝大多数非常重要——他们可以提供营养、构成栖息地、用于输送物质、制成药品、发挥卫生功能等。然而,部分化学物质以及环境中的其他一些物质也具有其他能力——例如与我们的蛋白质结合从而引起过敏现象。本书其他章节已经阐述与此相关的基本机制,此处不再重复(参见第10章)。本章节主要讨论如何评估这些化学物质对人类健康的风险。为此,需要首先明确以下定义:皮肤致敏物质是一种蛋白质反应性化学物质,其可以诱发延迟型细胞介导的超敏状态,这发生在人体时被称为接触性过敏。接触性过敏可以通过使用有害化学物质的诊断性斑贴试验来检测。如果有阳性反应,则代表个体发生了过敏。敏感个体的皮肤如果暴露于有害物质,则可能引发过敏性接触性皮炎。对过敏的危害识别和表征主要涉及明确特定的化学物质是否具有皮肤致敏性,如有必要,还需测定该物质的致敏强度,通常称为皮肤致敏效力。

风险评估需要同时评估特定物质的致敏效力及皮肤对于该致敏物质的暴露接触情况,以此为依据指导管理该致敏物质对人类健康的风险。

近期的一些文献[1,2]与接触性过敏原风险评估相关的流程进行了综述,因此本章将综述的主要重点放在近期的研究进展,以及皮肤科临床对风险评估体系的反馈(如评估成功或失败)。

二、过敏的危害识别和表征

记录近几十年来研究进展的综述已经对预测性测试的方法方案、优点和缺点进行了阐述,因此不在本文的阐述范围[3,4]。然而,对预测性测试而言我们仍有一些关键问题需要说明。

最早用于识别化学皮肤致敏危害的预测分析需要使用一系列豚鼠模型[3]。这些模型试验中都需要在2~3周的时间内采用各种方法来诱导被试对试验化学物质的过敏反应。1~2周后，再用相同物质对被试皮肤进行激发，结果会显示以上过敏测试是否成功。测试浓度取决于物质的刺激潜力，对于刺激性物质的评估时采用的浓度会远低于对皮肤刺激性较小的物质的浓度。此外，测试过程中是采用非标准化而主观的视觉评分对化学物质引起的皮肤反应进行评估。因此，尽管这些方法通常在识别皮肤致敏危害方面非常有效，但它们不太适合测定已识别致敏剂的效力[5-7]。

与豚鼠方法相反，小鼠局部淋巴结试验（LLNA）是通过直接测量引流淋巴结中诱导的增殖反应来确定局部诱导方案的有效性[8,9]。这种方法有客观而可定量的终点指标，不仅可以识别潜在的皮肤致敏化学物质，还可以利用这些数据进一步进行致敏效力评估[10]。该试验方法的操作细节现在早已为人所知[11]。更重要的是，关于皮肤致敏化学物质及其相对效力的大型数据集也已发表[12,13]。但最重要的问题是，基于小鼠模型对致敏物质相对效力的预测是否可反映以及在多大程度上反映我们所关心的物种的实际情况。正如我们所预期的那样小鼠模型对人类来说是一个有用但不够完美的预测模型，而试验使用的 EC3 值是一个通常受到各种不确定性影响的生物学指标[14]。该综述指出，EC3 值至少涵盖了半对数范围的不确定性。进一步探询 EC3 值和通过实验得出的 HRIPT（人体重复性

激发斑贴试验）NESIL（无预期致敏诱导水平）已知值的相关性也很重要。人类关于化学物质对皮肤天然致敏效力的所知信息是有限的，尽管如此，过去十年左右的时间里，一些出版物已经对这个问题进行了讨论[6,15-17]。已有综述利用这种类型的数据进行了回顾分析[6,15-20]。结论是，这些预测非常有帮助，但有些物质的试验结果似乎并不一致（水杨酸盐就是一个例子）。值得提醒的是，预测性毒理学分析从来就不是完美的[21]。

三、风险评估

从历史上看，接触性过敏原的风险评估没有遵循经典的毒理学原则，包括建立无影响剂量水平（no-effect level，NOEL）、应用安全系数推导可接受的人体暴露限值和暴露边界比。这些术语有时会有所不同，但这些原则的目的都是确保每日人体暴露水平不超过实验确定的安全限值。相比之下，在豚鼠试验中识别的皮肤致敏物则仅仅是通过比较性的且通常非常保守的方法进行评估确定。阐述该方法细节的发表物较少，但实际存在一些[22,23]。在某些情况下，风险评估的结论是通过人体重复性激发斑贴试验（human repeated insult patch test，HRIPT）来进一步"确认"，而这个确认方法无论从伦理学的还是从科学的角度来看都是一个会被质疑的流程[24]。风险评估中的人体皮肤暴露因素在很

大程度上可能被所采用的方法所消除,因为这种方法的核心是比较豚鼠试验中新成分和旧成分的致敏活性。后者必须以与前者相同的产品类型和相似的浓度下应用,并且由于多年的应用历史后者已建立了令人信服的市场可接受性。因此,在经典的毒理学方程"风险 = 危害 × 暴露"中,这种比较方法使暴露部分保持恒定,而对危害进行比较,从而使风险保持在可接受范围。然而,豚鼠试验的天然变异性意味着只有在特定的检测机构内才能可靠地进行。此外,如果一种成分被设计成新的产品类型来使用,或者没有旧成分可以进行比较,风险评估就会面临僵局。在这种情况下,唯一可行的方案一般是采取预防性方案,虽然这可以明显限制 ACD 的风险,但也可能导致有用的新物质无法在临床应用。

在寻求一种新的、透明的和更灵活的接触性过敏原风险评估方法时,需要考虑两个新方面,即皮肤暴露的定量分析和相对致敏效力的测定。上个小节已经讨论了皮肤致敏化学物质的相对效力的测定。这个测定过程是使用 LLNA(局部淋巴结试验)完成的,其测定指标称为 EC3 值(激发三倍增殖反应的估计浓度)。有数百种致敏化学物质的 EC3 值均已被发表[12,13]。在同一实验室内不同人员和不同实验之间测定的也很稳定[14]。显然,采用具有相似(或更好)EC3 值(并假设使用浓度相似)的成分替换配方中的成分是合理的,在使用 EC3 值定量致敏化学物质相对效力时,就可以应用上文提到的豚鼠试验的比较方法。

然而,完成一项创新且透明的风险评估需要将效力信息与人体皮肤暴露情况相结合。实际上,如果暴露量足够低,致敏效力最高的接触性过敏原也可以安全地使用,相反,如果皮肤暴露量过高,即使非常弱的过敏原也可能导致 ACD。关键在于"如何整合有关效力和暴露的信息"。根据毒理学风险评估的一般原则,将 LLNA EC3 值转换为皮肤致敏诱导阈值,以每单位面积剂量(单位通常为 $\mu g/cm^2$)表示,应用安全系数分析就可以确定可接受的暴露量水平(acceptable exposure level,AEL),类似于重复剂量毒性分析的每日可接受摄入量(acceptable exposure level,ADL)。该方法的概述如图 7-1 所示。需要注意,从 EC3 值得出的实验阈值被称为"无预期致敏诱导水平(no expected sensitisation induction level,NESIL)",并且需要注意,这是对应于 100 名受试者的人体重复激发斑贴试验(HRIPT)得出的诱导阈值,实际上是一项人体致敏研究,在 21 世纪通常不会进行这项研究,除非是为了确认某种物质没有致敏作用。该研究过程的完整实践细节和科学支持内容已发表,其描述术语为定量风险评估(quantitative risk assessment,QRA)[25-27]。使用 QRA 的几个研究实例已有文献发表,其中涉及到一系列众所周知的人体接触性过敏原,包括香料[19,20,25,27-29];

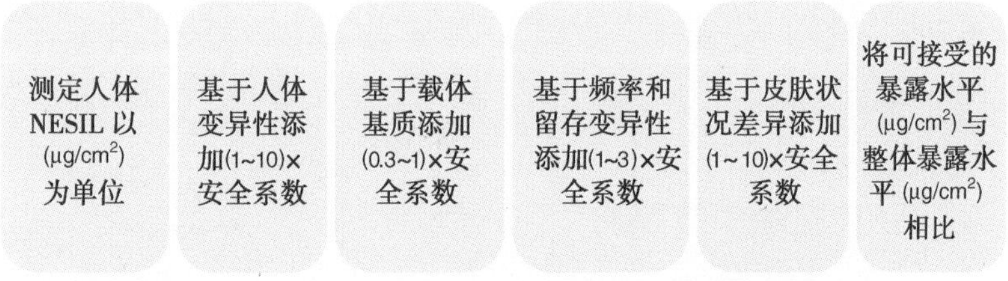

图 7-1　接触性过敏原定量风险评估概述。NESIL 在人体重复激发斑贴试验（HRIPT）中无预期致敏诱导水平

过渡金属镍、铬酸盐和钴；以及几种防腐剂[30,31]。考虑到黏膜表面的暴露情况，人们还对 QRA 进行了修改[32]。最近，为了阐述整体暴露和最新的其他一些相关科学知识的问题，研究又对 QRA 内容进行了更新[33]。

接触性过敏原 QRA 的核心是三个要素：确定 NESIL、应用适当的安全系数和估计皮肤暴露。这些内容都存在不确定性。例如，NESIL 的确定最常使用 LLNA EC3 值测定来获得[25,34,35]。然而，众所周知，这种测定方法虽然有用，但并不总能对人体相对致敏效力进行精确预测。有文献提出了一种方法，建议综合参考 LLNA EC3 值及其他信息将被试物质分类到六种人体致敏效力类别中的一种[19,20]。这种分类方法使用默认的 NESIL 值，而不是用更为保守的方法确定 NESIL，即使用小鼠 EC3 值直接一对一转换获得。上述方

法的详细信息如表 7-1 所示，其代表了十多年前首次提出的方法的发展[27]。

图 7-1 中提到的安全系数，通常更准确地称为不确定性因素的系数，这些系数最能显示出致敏风险评估的专业性。暴露载体基质系数可能是基于真实研究的最可信的数据，其中发表关于载体影响的信息，并且研究表明该系数取十倍变化是合理的[36]。人体变异系数 10 是对于参与 HRIPT 的 100 名志愿者中的天然异质性之外的一种补充调整。肯定会有人认为这是不够的，但这与毒理学风险评估的既往实践原则一致[37]。最后一个系数是考虑到暴露因素，这些考虑因素超出了皮肤暴露剂量计算中已经考虑的因素。这样，诸如慢性暴露和／或皮肤炎症存在之类的考虑因素也可被纳入计算。在实践中，参考包括皮肤暴露于致敏化学物质的方式和位置在内

表 7-1　人体效力类别指标 NESIL 的示例

LLNA EC3 值 /%	人体类别[a]	默认 NESIL/（μg/cm²）[b]
<0.02	1	10
<0.20	2	100
<2.0	3	1 000
<20	4	10 000
<100	5	100 000
阴性	6	1 000 000

[a] 定义参见文献 19、20。

[b] 从 LLNA EC3% 值可以通过乘以系数 250 转换为 μg/cm² 数据。

的所有信息通常选择 1、3 或 10 作为系数进行计算。

四、接触性过敏

　　特别地，在毒理学中，皮肤致敏物、接触性过敏和变应性接触性皮炎的这种模式表现了真实物质的反馈回路（图 7-2）。实际上，致敏化学物质引起的变应性接触性皮炎可能是免疫毒理学疾病最常见的表现形式：至少在 20% 的成年人中可以发现接触性过敏这种无症状致敏状态[38]，如果他们与接触性过敏的物质有足够多的皮肤接触，所有这些人都有过敏性湿疹出现的风险。普通人群中过敏性接触性皮炎的实际发病率（流行病学特征）尚不明确，但我们知道存在这样的问题，因为世界各地的皮肤科诊所每周都会有许多患者被诊断出该疾病。这种诊断在很大程度上取决于两个方面，即既往病历和诊断性斑贴试验[39]。其中后者，即斑贴

试验，是将可疑致敏物质涂抹于患者背部 48h，然后在接下来的几天检查接触部位的皮肤是否有变应性接触性皮炎。不可低估以这种方式获取的数据的重要性[40,41]。这种测试方法提供一种反馈回路，可以告知我们风险评估（和风险管理）是否有效以及在多大程度上有效。到目前为止，已有对三种香料成分的单一详细回顾性分析，结果表明如果应用 QRA 进行分析，这些物质引起变应性接触性皮炎的严重程度会比既往的实际水平降低[40]。

　　目前为止，有几千种物质被临床鉴定为潜在的接触性过敏原。还有许多其他物质记录于监管数据库中[42]。现实情况是，大多数人在大多数情况下确实接触过皮肤致敏物质，并且可以无害地接触而不会导致过敏疾病 / 变应性接触性皮炎。多年来，化妆品一直是导致这种疾病最重要的原因之一[43]，但绝大多数人每天都使用多种化妆品，并且该过程完全安全。安全

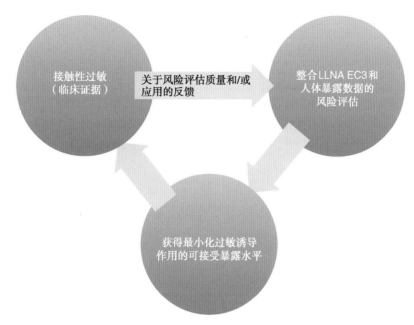

图 7-2　风险评估和临床反馈回路

和商业利益之间的平衡是否保持在适当的范围,这一内容超出了本章讨论的范围,但对最近的一个因未按计划进行而导致变应性接触性皮炎流行的案例进行审查是非常有意义的。甲基异噻唑啉酮(MI)是一种防腐剂,可用于许多工业生产中,并且近年来也常用于化妆品领域中。人们很早就知道它是一种皮肤致敏物[44]。它在这方面的活性也在 LLNA 中进行了评估且已被确定为强效致敏剂,其效力与甲醛相似[45]。因此,合理地说,其致敏风险是已知的,也有工具对其风险评估,以确保人体健康。

研究已认定其应用于化妆品中的特定风险,在欧洲其应用于产品的剂量上限为 100ppm[46,47]。随之而来发生了一场与之相关的相对突发的流行疾病,其规模最终达到了前所未有的发病比例[48,49]。最近已有研究对这个保护人类健康的失败案例进行了综述,这里不再详细讨论[50]。但可以得出几点关键的经验教训:

- 接触性过敏的风险评估只有在广泛应用时才会发挥作用
- 致敏效力的体内测量是有用的,但并不完善
- 风险评估需要考虑整体暴露
- 临床反馈需要行动及时且相互协调

这些可能不是唯一的可以吸取的经验,但它们对于确保接触性过敏原的风险评估以最佳方式进行是至关重要。不言而喻,风险评估仅在广泛应用时才会发挥作用,但 MI 的一个核心问题是使用其作为防腐剂的化妆品导致的变应性接触性皮炎,且有理由怀疑这些化妆品尚未完成适当的风险评估。

许多(可能是大多数)公司依赖欧盟批准在此类产品中使用 MI 剂量高达 100ppm[46,47]。在此,所有可用数据用于完成毒理学评估,以推荐一个安全使用水平。然而,当时 QRA 是新建立的方法,并没有使用上述评估中,MI 也有一段时间没有被使用—相关疾病的流行可能在 2011/2012 年才变得明显。而在那时,有研究已详细描述了 QRA 分析方法并提供了操作实例,包括用于评估化妆品中防腐剂[30,31]。表 7-2 展示了 QRA 产生的影响—其评估的使用限值通常低于通用的欧盟值。因此,可以认为欧盟对化妆品的监管限值可能够高,但可能一个关键的失误在于化妆品公司是直接采用欧盟的限制值进行生产,而没有使用最新建立的接触性过敏 QRA 评估方法亲自进行安全评估。

第二种可能的失败原因是目前发表的 QRA 分析数据共同存在的问题,即暴露评估都是基于单一产品计算的[25]。然而,我们有理由预测,至少

有一些人会从多个来源接触 MI 暴露,即使仅限于美容 / 个人护理类别产品应用中。有一项将整体暴露考虑到接触性过敏风险评估中的工作计划正在研究制定中[51-55]。尽管这些参考文献所涉及的都是化妆品,但其中的原理广泛适用于不同的皮肤接触源。

MI 相关疾病管理失败的第三个原因是没有及时充分考虑分析那些表明 MI 暴露导致了接触性过敏 / 变应性接触性皮炎的临床数据[48]。这就产生了所谓的 Dillarstone 现象,即忽视了防腐剂接触性过敏的早期信号意味着疾病已经开始流行,并且之后仅通过延迟行动来缓解疾病流行[56]。最近的研究再次强调了临床接触过敏信息的重要性[41]。尽管如此,但值得注意的是,对化妆品中 MI 应用的管理行动是由欧洲行业提出的[57],这远远领先于该地区通过法规采取的行动,尽管已有专家建议但在撰写本文时该地区对于 MI 应用的法规监管行动仍未开始[58]。

表 7-2　QRA 在甲基异噻唑啉酮评估中的应用

产品类型	原始 EU 通用限制[a]	QRA 推导的产品限制[b]	基于 QRA 的 EU 通用限制[c]
非气雾剂型除臭剂		5	
面霜 / 身体乳	100ppm	10	5ppm
液体皂(沐浴乳)		15	
洗发水	100ppm	150	15ppm

[a] 根据欧盟 2003 年的定义确定。

[b] 这是遵循已发表的 QRA 方法,使用 15μg/cm 的 NESIL 计算,得到的所允许的最大可接受 MI 水平[30]。

[c] 根据 QRA 计算结果,并考虑到欧盟仅对一般的免洗型和冲洗型产品设定使用限值,而确定的每个产品类别使用的最低数值。

五、变应性接触性皮炎

变应性接触性皮炎是一种湿疹,当对致敏化学物质有接触性过敏的个体皮肤充分接触到该物质时就会发生。因此,这种疾病在普通人群和/或职业人群中的流行/不流行为接触性过敏风险评估和任何后续风险管理措施的成功提供了有力指标。变应性接触性皮炎是职业性皮肤病的最重要原因之一,其表明了该职业中持续存在未能正确评估和管理致敏风险的情况[59-61]。同样,对于香水和防腐剂(尤其是化妆品中)的高度致敏风险需采取积极的管理措施[48,62]。

如上一节所述,当接触性过敏风险评估出现偏差时,就会导致变应性接触性皮炎发生。这为安全性评估带来了全新的维度,因为对于敏感个体来说,低到足以避免诱导一般接触性过敏疾病的皮肤暴露水平可能未低到足以避免诱发湿疹。湿疹的激发阈值通常要低得多,虽然可以在过敏受试者中进行临床研究以确定一项物质的安全使用水平,但通常认为根据毒理学数据(如 LLNA EC3 值)进行预测是不可能的[5]。因此,监管机构实施的策略通常选定实用的限值,通常为冲洗型产品的限值为 100ppm,免洗型产品的限值为 10ppm[63]。已经有一项关于临床诱发剂量-反应数据的荟萃分析为这种管理方法提供了一些支持[64]。然而,在理想情况下,需要进行临床研究来确定更合适的过敏原特异性阈值,通常使用重复性开放性应用试验进行[65-67]。这里需要注意,此试验的目的可能是规定数值以限制皮肤暴露量而提供直接保护效果,比如用于制定欧洲镍法规[68]。或者,可能只是提供依据来确定适当的产品警告标签的浓度限制,例如用于制定关于香料过敏原管理的欧盟化妆品和洗涤剂法规[46,47,63]。

六、结论

皮肤致敏化学物质在我们的日常生活和职业环境中很常见,我们每天都会接触多种具有这种特性的物质,且通常在 24h 内反复接触。大多数人没有发生过变性性接触性皮炎,这证明了所进行的风险评估(以及随之而来的风险管理)是有用的。然而,这也证明了一个事实,即许多致敏剂的暴露量相对较低,而且人类可能不那么容易致敏(即发生接触性过敏)。尽管如此,无论是在职业人群还是普通消费者中,变应性接触性皮炎的风险负担仍然远远高于应有的水平。广泛、有效地实施全面接触性过敏风险评估是降低该疾病发病率的关键。

参考文献

1. Honda T, Egawa G, Grabbe S, et al. Update of immune events in the murine contact hypersensitivity model: toward the understanding of allergic contact dermatitis. J Invest Dermatol. 2013;133:303–15.

2. Martin SF. New concepts in cutaneous allergy. Contact Dermatitis. 2015;72:2–10.

3. Andersen KE, Maibach HI. Current problems in dermatology 14: contact allergy predictive tests in guinea pigs. Basel: Karger; 1985.

4. Thyssen JP, Giménez-Arnau E, Lepoittevin JP, et al. The critical review of methodologies and approaches to assess the inherent skin sensitization potential (skin allergies) of chemicals. Part I. Contact Dermatitis. 2012;66(Suppl 1):11–24.

5. Basketter DA, Andersen KE, Lidén C, et al. Evaluation of the skin sensitising potency of chemicals using existing methods and considerations of relevance for elicitation. Contact Dermatitis. 2005;52:39–43.

6. Basketter DA, Clapp C, Jefferies D, et al. Predictive identification of human skin sensitisation thresholds. Contact Dermatitis. 2005;53:260–7.

7. van Loveren H, Cockshott A, Gebel T, et al. Skin sensitization in chemical risk assessment: report of a WHO/IPCS international workshop focusing on dose-response assessment. Regul Toxicol Pharmacol. 2008;50:155–99.

8. Gerberick GF, Ryan CA, Kimber I, et al. Local lymph node assay: validation assessment for regulatory purposes. Am J Contact Dermat. 2000;11:3–18.

9. Kimber I, Basketter DA. The murine local lymph node assay; collaborative studies and new directions: a commentary. Food Chem Toxicol. 1992;30:165–9.

10. Kimber I, Basketter DA. Contact sensitization: a new approach to risk assessment. Hum Ecol Risk Assess. 1997;3:385–95.

11. Basketter DA, Lea L, Cooper K, et al. A comparison of statistical approaches to derivation of EC3 values from local lymph node assay dose responses. J Appl Toxicol. 1999;19:261–6.

12. Gerberick GF, Ryan CA, Kern PS, et al. Compilation of historical local lymph node data for evaluation of skin sensitization alternative methods. Dermatitis. 2005;16:157–202.

13. Kern PS, Gerberick GF, Ryan CA, et al. Historical local lymph node data for the evaluation of skin sensitization alternatives: a second compilation. Dermatitis. 2010;21:8–32.

14. Basketter DA, Gerberick GF, Kimber I. The local lymph node assay EC3 value: status of validation. Contact Dermatitis. 2007;57:70–5.

15. Basketter DA, McFadden JP. Cutaneous allergies. In: Dietert RR, Luebke RW, editors. Immunotoxicity, immune dysfunction and chronic disease. New York: Humana Press; 2012. p. 103–26.

16. Ryan CA, Gerberick GF, Cruse LW, et al. Activity of human contact allergens in the murine local lymph node assay. Contact Dermatitis. 2000;43:95–102.

17. Schneider K, Akkan Z. Quantitative relationship between the local lymph node assay and human skin sensitization assays. Regul Toxicol Pharmacol. 2004;39:245–55.

18. Api AM, Basketter DA, Lalko J. Correlation between experimental human and murine skin sensitization induction thresholds. Cut Ocul Toxicology. 2014;28:1–5.

19. Basketter DA, Alepee N, Ashikaga T, et al. Categorisation of chemicals according to their relative human skin sensitizing potency. Dermatitis. 2014;25:11–21.

20. Basketter DA, Lemoine S, McFadden JP. Skin sensitisation to fragrance ingredients: is there a role for household cleaning/maintenance products? Eur J Dermatol. 2015;25(1):7–13.

21. Basketter DA, McFadden JF, Gerberick F, et al. Nothing is perfect, not even the local lymph node assay: a commentary and the implications for REACH. Contact Dermatitis. 2009;60:65–9.

22. Basketter DA, Gerberick GF, Robinson M. Risk assessment. In: Kimber I, Maurer T, editors. The toxicology of contact hypersensitivity. London: Taylor and Francis; 1996. p. 152–64.

23. Robinson MK, Nusair TL, Fletcher ER, et al. A review of the Buehler guinea pig skin sensitization test and its use in a risk assessment process for human skin sensitization. Toxicology. 1990;61:91–107.

24. Basketter DA. The human repeated insult patch test in the 21st century: a commentary on ethics and validity. Cut Ocul Toxicol. 2009;28:49–53.

25. Api AM, Basketter DA, Cadby PA, et al. Dermal sensitization quantitative risk assessment (QRA) for fragrance ingredients. Regul Toxicol Pharmacol. 2008;52:3–23.

26. Felter SP, Ryan CA, Basketter DA, et al. Application of the risk assessment paradigm to the induction of allergic contact dermatitis. Regul Toxicol Pharmacol. 2003;37:1–10.

27. Gerberick GF, Robinson MK, Felter S, et al. Understanding fragrance allergy using an exposure-based risk assessment approach. Contact Dermatitis. 2001;45:333–40.

28. Api AM, Vey M. Implementation of the dermal sensitization quantitative risk assessment (QRA) for fragrance ingredients. Regul Toxicol Pharmacol. 2008;52:53–61.

29. Corea N, Basketter DA, van Asten A, et al. Fragrance allergy: assessing the risk from fabric washing products. Contact Dermatitis. 2006;55:48–53.

30. Basketter DA. Methyldibromo glutaronitrile, skin sensitisation and quantitative risk assessment. Cut Ocul Toxicol. 2010;29:4–9.

31. Basketter DA, Clapp CJ, Safford BJ, et al. Preservatives and skin sensitisation quantitative risk assessment: risk benefit considerations. Dermatitis. 2008;19:20–7.

32. Farage MA, Bjerke DL, Mahony C, et al. Quantitative risk assessment for the induction of allergic contact dermatitis: uncertainty factors for mucosal exposures. Contact Dermatitis. 2003;49:140–7.

33. Basketter DA, Safford RJ. Skin sensitisation quantitative risk assessment; a review of underlying assumptions. Regul Toxicol Pharmacol. 2016;74:105–16.

34. Safford RJ. The dermal sensitisation threshold- a TTC approach for allergic contact dermatitis. Regul Toxicol Pharmacol. 2008;51:195–200.

35. Safford RJ, Aptula AO, Gilmour N. Refinement of the dermal sensitisation threshold (DST) approach

using a larger dataset and incorporating mechanistic chemistry domains. Regul Toxicol Pharmacol. 2011;60:218–24.

36. Jowsey IR, Clapp CJ, Safford B, et al. The impact of vehicle on the relative potency of skin sensitising chemicals in the local lymph node assay. Food Chem Toxicol. 2008;27:67–75.

37. Felter SP, Robinson MK, Basketter DA, et al. A review of the scientific basis for uncertainty factors for use in quantitative risk assessment for the induction of allergic contact dermatitis. Contact Dermatitis. 2002;47:257–66.

38. Thyssen JP, Linneberg A, Menné T, et al. The epidemiology of contact allergy in the general population-prevalence and main findings. Contact Dermatitis. 2007;57:287–99.

39. Lindberg M, Matura M. Chapter 13: Patch testing. In: Johansen JD, Frosch PF, Lepoittevin JP, editors. Contact dermatitis. 5th ed. Berlin: Springer; 2011. p. 439–64.

40. Marie Api A, Belsito D, Bickers D. Quantitative risk assessment of contact sensitization: clinical data to assess utility of the model. Dermatitis. 2010;21:207–13.

41. Basketter DA, White IR. Diagnostic patch testing – does it have a wider relevance? Contact Dermatitis. 2012;67:1–2.

42. ECHA. European chemicals agency classification and labelling inventory. 2015. http://echa.europa.eu/web/guest/information-on-chemicals/cl-inventory-database. Accessed 14 Jan 2015.

43. Alani JI, Davis MD, Yiannias JA. Allergy to cosmetics: a literature review. Dermatitis. 2013;24:283–90.

44. Bruze M, Fregert S, Gruvberger B, et al. Contact allergy to the active ingredients of Kathon CG in the guinea pig. Acta Derm Venereol. 1987;67:315–20.

45. Basketter DA, Kimber I. Chapter 13: Predictive tests for irritants and allergens and their use in quantitative risk assessment. In: Johansen JD, Frosch PF, Lepoittevin JP, editors. Contact dermatitis. 5th ed. Berlin: Springer; 2011. p. 229–40.

46. EU. The scientific committee on cosmetic products and non-food products intended for consumers. Opinion concerning methylisothiazolinone. 2003. http://ec.europa.eu/food/fs/sc/sccp/out_201.pdf. Accessed 14 Jan 2015.

47. EU. The European Parliament and the Council of the European Union. Directive 2003/15/EC of the European Parliament and of the Council of 27 February 2003 amending Council Directive 76/768/EEC on the approximation of the laws of the Member States relating to cosmetic products. 2003. http://eurlex.europa.eu/LexUriServ/LexUriServ.do?uri=OJ:L:2003:066:0026:0035:en:PDF. Accessed 16 Dec 2013.

48. Gonçalo M, Goossens A. Whilst Rome burns: the epidemic of contact allergy to methylisothiazolinone. Contact Dermatitis. 2013;68:257–8.

49. Lundov MD, Opstrup MS, Johansen JD. Methylisothiazolinone contact allergy: a growing epidemic. Contact Dermatitis. 2013;69:271–5.

50. Basketter DA, White IR, McFadden JP, et al. Skin sensitization: integration of clinical data into hazard identification and risk assessment. Human Exp Toxicol. 2015;34(12):1222–30.

51. Crème RIFM. 2014. http://www.Cremeglobal.Com/Modelling-software/creme-care-cosmetics/creme-rifm. Accessed 18 Jan 2015.

52. Crème Global. Aggregate exposure from real consumer data. 2014. http://www.cremeglobal.com/modelling-software/creme-care-cosmetics/. Accessed 18 Jan 2015.

53. Hall B, Tozer S, Safford B, et al. European consumer exposure to cosmetic products, a framework for conducting population exposure assessments. Food Chem Toxicol. 2007;45:2097–108.

54. Hall B, Steiling W, Safford B, et al. European consumer exposure to cosmetic products, a framework for conducting population exposure assessments part 2. Food Chem Toxicol. 2011;49:408–22.

55. McNamara C, Rohan D, Golden D, et al. Probabilistic modelling of European consumer exposure to cosmetic products. Food Chem Toxicol. 2007;45:2086–96.

56. Dillarstone A. Cosmetic preservatives. Contact Dermatitis. 1997;37:190.

57. Cosmetics Europe. Cosmetics Europe Recommendation on MIT. 2013. https://www.cosmeticseurope.eu/news-a-events/news/647-cosmetics-europe-recommendation-on-mit.html. Accessed 18 Jan 2015.

58. EU. Scientific committee on consumer safety opinion on methylisothizzolinone. Adopted 12 December 2013 and revised on 27 March 2014. 2014. http://ec.europa.eu/health/scientific_committees/consumer_safety/docs/sccs_o_145.pdf. Accessed 18 Jan 2015.

59. Anderson SE, Meade BJ. Potential health effects associated with dermal exposure to occupational chemicals. Environ Health Insights. 2014;8(Suppl 1):51–62.

60. Basketter DA. Skin sensitization: strategies for the assessment and management of risk. Br J Dermatol. 2008;159:267–73.

61. Holness DL. Occupational skin allergies: testing and treatment (the case of occupational allergic contact dermatitis). Curr Allergy Asthma Rep. 2014;14:410.

62. Cheng J, Zug KA. Fragrance allergic contact dermatitis. Dermatitis. 2014;25:232–45.

63. EU. European Detergents Regulation (EC) No. 648/2004 as amended 14/03/2012. 2012. http://eur-lex.europa.eu/LexUriServ/LexUriServ.do?uri=CONSLEG:2004R0648:20120419:EN:PDF. Accessed 7 Jun 2013.

64. Fischer LA, Menné T, Voelund A, et al. Can exposure limitations for well-known contact allergens be simplified? An analysis of dose-response patch test data. Contact Dermatitis. 2011;64:337–42.

65. Fischer LA, Johansen JD, Menné T. Nickel allergy: relationship between patch test and repeated open application test thresholds. Br J Dermatol. 2007;157:723–9.

66. Fischer LA, Johansen JD, Menné T. Methyldibromoglutaronitrile allergy: relationship between patch test and repeated open application test thresholds. Br J Dermatol. 2008;159:1138–43.

67. Schnuch A, Uter W, Dickel H, et al. Quantitative patch and repeated open application testing in hydroxy-isohexyl 3-cyclohexene carboxaldehyde sensitive-patients. Contact Dermatitis. 2009;61:152–62.

68. Garg S, Thyssen JP, Uter W, et al. Nickel allergy following European Union regulation in Denmark, Germany, Italy and the U.K. Br J Dermatol. 2013;169:854–8.

第八章　紫外线与皮肤：光致癌作用

Allen S. W. Oak, Mohammad Athar, Nabiha Yusuf, and Craig A. Elmets

缩略词

6-4PP, 嘧啶 - 嘧啶酮 6-4 光产物（pyrimidine-pyrimidone 6-4 photoproduct）

8-oxoG, 8- 氧代鸟嘌呤（8-oxoguanine）

AhR, 芳香烃受体（arylhydrocarbon receptor）

AK, 日光性角化病（actinic keratosis）

AP, 脱嘌呤或脱嘧啶（apurinic or apyrimidinic）

AP-1, 激活蛋白 1（activator protein 1）

APC, 抗原呈递细胞（antigen-presenting cell）

ARNT, 芳香烃受体核转位子（aryl hydrocarbon receptor nuclear translocator）

ATF, 转录激活因子（activating transcription factor）

BCC, 基底细胞癌（basal cell carcinoma）

BER, 碱基切除修复（base excision repair）

CHS, 接触性过敏 / 接触性超敏反应（contact hypersensitivity）

CI, 置信区间（confidence interval）

CK1-α, 酪蛋白激酶 1α（casein kinase 1 α）

COX, 环氧合酶（cyclooxygenase）

CPD, 环丁烷嘧啶二聚体（cyclobutane pyrimidine dimer）

CS, 科凯恩氏综合征（cockayne syndrome）

DAMP, 损伤相关分子模式（damage associated molecular pattern）

DFMO, α- 二氟甲基鸟氨酸（α-difluoromethylornithine）

DHH, 沙漠刺猬因子（desert hedgehog）

DNFB, 二硝基氟苯（dinitrofluorobenzene）

DTH, 迟发型超敏反应（delayed-type hypersensitivity）

EGF, 表皮生长因子（epidermal growth factor）

EGFR, 表皮生长因子受体（epidermal growth factor receptor）

EMT, 上皮间质转化（epithelial-mesenchymal transition）

ERK, 细胞外信号调节激酶（extracellular-signal-regulated kinase）

FDA, 食品药品监督管理局（food and drug administration）

FICZ,6- 甲酰基吲哚并［3,2-b］咔唑(6-formylindolo［3,2-b］carbazole)

GG-NER,全基因组核苷酸切除修复(global genome nucleotide excision repair)

GLI,胶质瘤相关癌基因(glioma-associated oncogene)

GSK3-β,糖原合成酶激酶 3-β(glycogen synthase kinase 3 β)

GWAS,全基因组关联分析(genome-wide association study)

HAF,透明质酸片段(hyaluronic acid fragments)

HB-EGF,肝素结合 EGF(heparin-binding EGF)

HCTZ,氢氯噻嗪(hydrochlorothiazide)

Hh,刺猬因子(hedgehog)

IHH,印度刺猬因子(indian hedgehog)

IKK,IκB 激酶(IκB kinase)

IL,白细胞介素(interleukin)

IRR,发病率比值(incidence rate ratio)

IκB,NF-κB 抑制剂(inhibitor of NF-κB)

JNK c-Jun,氨基末端激酶(c-Jun amino-terminal kinase)

LOX,脂氧合酶(lipoxygenase)

MAF,肌腱膜纤维肉瘤(musculoaponeurotic fibrosarcoma)

MAPK,丝裂原活化蛋白激酶(mitogen-activated protein kinase)

MCR1,黑素皮质激素 1 受体(melanocortin 1 receptor)

MM,恶性黑色素瘤(malignant melanoma)

MMP,基质金属蛋白酶(matrix metalloproteinase)

MyD88,髓分化因子 -88(myeloid differentiation factor-88)

NAD,烟酰胺腺嘌呤二核苷酸(nicotinamide adenine dinucleotide)

NBCCS,痣样基底细胞癌综合征(nevoid basal cell carcinoma syndrome)

NEMO,NF-κB 基本调节剂(NF-κB essential modulator)

NER,核苷酸切除修复(nucleotide excision repair)

NF-κB,活化 B 细胞核因子 κ 轻链增强子(nuclear factor κ-light-chain-enhancer of activated B cells)

NK,自然杀伤细胞(natural killer)

NMSC,非黑色素瘤皮肤癌(nonmelanoma skin cancer)

NSAID,非甾体抗炎药(nonsteroidal anti-inflammatory drug)

ODC,鸟氨酸脱羧酶(ornithine decarboxylase)

ONTRAC,口服烟酰胺可减少光化性癌症(oral nicotinamide to reduce actinic cancer)

OR,优势比(odds ratio)

PAMP,病原体相关分子模式(pathogen associated molecular pattern)

PARP,聚腺苷二磷酸核糖聚合酶(poly-adenosine diphosphate ribose polymerase)

PI3K,磷酸肌醇 3- 激酶(phosphoinositide 3-kinase)

PKA,蛋白激酶 A(protein kinase A)

PUVA,补骨脂素加 UVA(psoralen plus UVA)

ROS,活性氧簇(reactive oxygen species)

RRR,相对降低比值(relative rate reduction）

SCC，鳞状细胞癌（squamous cell carcinoma）

SCUP-h，皮肤癌 Utrecht-Philadelphia 人群（skin cancer Utrecht-Philadelphia human）

SCUP-m，皮肤癌 Utrecht-Philadelphia 鼠类（skin cancer Utrecht-Philadelphia murine）

SHH，音猬因子（sonic hedgehog）

SMO，平滑蛋白（smoothened）

SPF，防晒系数（sun protection factor）

SUFU，融合抑制因子（suppressor of fused）

TC-NER，转录偶联核苷酸切除修复（transcription-coupled nucleotide excision repair）

TFIIH，转录因子 IIH（transcription factor IIH）

TGF，转化生长因子（transforming growth factor）

TLR，Toll 样受体（Toll-like receptor）

TNCB，三硝基氯苯（trinitrochlorobenzene）

TNF，肿瘤坏死因子（tumor necrosis factor）

Treg，调节性 T 细胞，以前称为抑制性 T 细胞（T regulatory cell, formerly known as suppressor T-cell）

UV，紫外线（ultraviolet）

UVA，紫外线 A（ultraviolet A）（320~400nm）

UVB，紫外线 B（ultraviolet B）（280~320nm）

UVC，紫外线 C（ultraviolet C）（200~280nm）

UVR，紫外线辐射（ultraviolet radiation）

VATTC，退伍军人事务局部维甲酸化学预防试验（veterans affairs topical treti-noin chemoprevention）

VEGF，血管内皮生长因子（vascular endothelial growth factor）

XP，着色性干皮病（xeroderma pigmentosum）

一、引言

皮肤基底细胞癌和鳞状细胞癌，统称为非黑色素瘤皮肤癌（NMSC），也是人群中最常见的恶性肿瘤。据估计，美国每年有 300 多万人就接受过超过 500 万的 NMSC 治疗[1]。这远远超过所有其他癌症的年发病率总和——170 万[2]。在大多数其他癌症的发病率趋于稳定或下降的时代，NMSC 的发病率却持续增长。自 1960 年以来，在澳大利亚、美国和加拿大的高加索人口中，NMSC 的发病率平均每年增加 3%~8%[3]。此外，NMSC 越来越多地发生于更年轻的年龄组人群[4,5]。幸运的是，这类恶性肿瘤的死亡率很低，每年仅造成约 2 000 人死亡[6]。然而，NMSC 具有局部破坏性且这种局部破坏性病变发病率相当高，这种局部破坏性病变因倾向于在人体暴露部位发生而加剧其病变程度；80% 的 NMSC 发生在头颈部。潜在的后遗症包括口腔功能障碍、鼻塞、面神经麻痹和心理社会困扰[7]。皮肤癌造成的经济负担是相当大的。在 2002—2006 年和 2007—2011 年，皮肤癌治疗的平均年总成本从 36 亿美元增加到 81 亿美元）。而在这 81 亿美元中，其中 48 亿美元用于

NMSC,另 33 亿美元用于黑色素瘤[8]。

各种可改变和不可改变的因素都增加 NMSC 发病的风险,其中包括皮肤分型决定个体光敏性的表型特征;皮肤白皙、蓝眼睛、红头发、不易晒黑都被认为是增加 NMSC 发病风险的特征[3,9]。

对这一观点的支持性证据是:2000—2004 年期间南非黑人、亚洲人和白人人群的 NMSC 的年龄标准化平均年发病率分别为 9.3 人/10 万人、20 人/10 万人和 412.4 人/10 万人[10]。然而,紫外线(UV)辐射是鳞状细胞癌(SCC)和基底细胞癌(BCC)发病最重要的可改变风险因素。而无论什么性别或年龄,NMSC 的发病率随着与赤道距离的减少而增加,这一观察结果也支持了以上论点[11]。高龄、免疫抑制状态、各种遗传性皮肤病(如着色性干皮病)和男性性别这些特征都与 NMSC 发生发展相关[12]。

Enzière 在 19 世纪末期首次提出了阳光与皮肤癌之间存在关系,他指出长时间暴露于户外阳光的贫困下人群中唇部皮肤癌的发病率更高[13]。Unna 观察到由于职业关系而长期暴露于大量紫外线辐射(UVR)的水手更易罹患 SCC 和 BCC,并且病变倾向于发生在暴露的皮肤区域。Findlay 提供了第一个支持 UVR 和皮肤癌之间因果关系的实验证据:他将白化小鼠长期暴露于 UVR 下 8 个月或更长时间,使小鼠产生了恶性上皮瘤和乳头状瘤[14]。在 Findlay 研究结果的基础上,Roffo 进一步研究支持了这种观察结果,他通过实验证实重复暴露于自然阳光可以诱导试验动物产生皮肤癌[15]。

介于该问题的临床重要性,并且有必要开发更有效的预防和治疗方法,人们对 UV 诱发皮肤癌的发病机制极为关注。研究这些问题的学科称为光致癌学。在过去几十年以来,在了解 UVR 如何导致皮肤癌方面取得了重大进展。从光致癌实验研究中获得的新知识为了解癌症生物学的基本原理作出了贡献,包括但不限于肿瘤致癌基因、抑癌基因、免疫系统对控制癌症生长和发育的作用、DNA 损伤的分子机制和化学预防方法等方面。

二、紫外线(UV)辐射和 NMSC

(一) 癌症生物学基础

负责调控细胞增殖和分化的基因发生了突变导致细胞克隆异常扩增就形成了肿瘤。在绝大多数情况下,单一突变不足以将正常细胞转化为异常增殖失控、变得具有侵袭性并会发生转移性的自体肿瘤细胞。

基因可能因为产生过多或过少的蛋白产物而产生有害作用并导致癌症发生。产生过多产物而致癌的基因被称为致癌基因(功能获得)。突变前的致癌基因被称为原癌基因。而另一方面,抑癌基因则因产生的产物过少而致癌(功能缺失)。致癌基因对细胞发挥显性效应,也就是说只需要一个缺陷基因的单个拷贝即可产生其致癌效果。而抑癌基因需要两个缺陷基因拷贝,或者两次打击,因此表现为隐性[16]。抑癌基因显示的隐性性状为 Knudson 的"两次打击"假说提供了概念基础,该假说认为抑癌基因胚系突变的患者在出生时"受到了第一次打击"(获得了第一个缺陷拷贝),在之后"再受到获得第二次打击"(获得第二个缺陷拷贝),才导致肿瘤发生[17]。

致癌物质,即能够诱发肿瘤的物质,根据对基因组造成损害的能力,可分为遗传毒性或非遗传毒性两大类[18]。根据最近发表的《致癌物报告》[19],太阳辐射和广谱 UVR 都同时具有遗传毒性和非遗传毒性,并被归为已知的人类致癌物。UVR 是太阳辐射中占比相对较小但十分重要的部分。地面太阳光中红外线、可见光和 UV 所占的光子比例分别为:52%、45% 和 3%[20]。此外,UVR 被人为细分为 UVA(320~400nm)、UVB(280~320nm) 和 UVC(200~280nm)。就到达地球表面的 UVR 含量而言,UVA 含量(90%~99%) 远高于 UVB(1%~10%)。然而,单光子 UVB 的破坏性更大,约占太阳光致癌剂量的 90%[18]。而高度诱变的 UVC 完全被臭氧层过滤。UVA 和 UVB 都被认为是完全致癌物,也就是说它们能够自行驱动光致癌过程的所有三个阶段[21,22]。

(二) 光致癌的多阶段模型

UV 诱导的皮肤癌的发展经过了一系列有序的事件,在此过程中角质形成细胞中长期积累了分子和生化变化。研究描述光致癌的三个独立阶段如下:启动、促进和进展。在启动阶段,UV(主要是 UVB)诱导角质形成细胞的 DNA 损伤,主要以环丁烷嘧啶二聚体(CPD) 和嘧啶 - 嘧啶酮 6-4 光产物(6-4PP) 的形式。当 UV 的光子能量打开相邻嘧啶(胞嘧啶或胸腺嘧啶)的 C-5 和 C-6 之间的双键,在嘧啶之间建立了两个新的共价键时,形成 CPD。6~4PP 的形成过程是,相邻嘧啶之一的 C-5 和 C-6 之间双键打开,该嘧啶的 C-6 和另一个嘧啶的 C-4 之间建立新的共价键。如以上损伤未能被修复,含有这些损伤的 DNA 会被复制,这样产生的基因拷贝包含单个碱基或串联碱基替换,而这几乎总是 C → T 转换。这些 CPD 和 6-4PP 导致抑癌基因或控制细胞增殖、调节或分化的癌基因突变,在光致癌发生的启动阶段起主要作用。当 UVB 诱导 DNA 上出现 CPD 和 6-4PP 时,有一种强力措施会通过激活 DNA 修复酶试图修复这种 DNA 损伤。如损伤未被 DNA 修复途径修复,突变细胞无法死亡,就会进一步发展。

这种情况在健康个体中是非常罕见的,但是长期暴露于太阳光会增加其发生的概率。在这种情况下,光致癌的启动细胞可以获得相对优势,例如获得抗凋亡特性,并且在随后的促进和进展阶段继续增殖。此外，与普通人群中 NMSC 平均发病年龄 50~60 岁相比而言，着色性干皮病（XP）患者因无法修复 UV 诱导的 DNA 损伤，早在 3~5 岁时就可能会在日光照射区域皮肤产生光损伤和 NMSC（图 8-1）[23,24]。

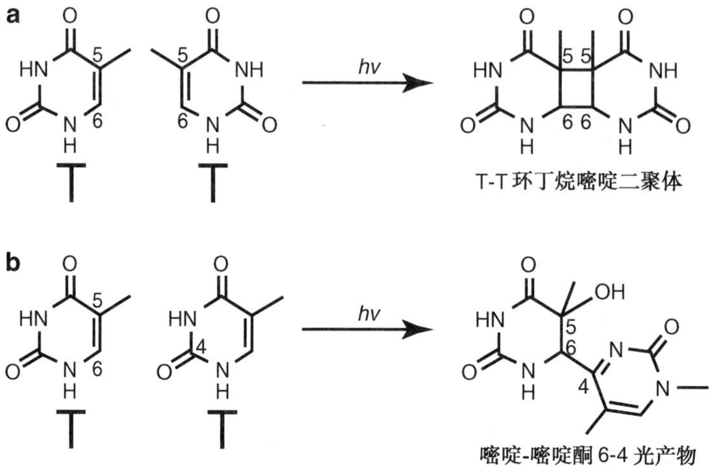

图 8-1　UV 诱导形成的环丁烷嘧啶二聚体（a）和嘧啶 - 嘧啶酮 6-4 光产物（b）

在光致癌发生的第二阶段，即促进阶段，重复剂量的 UV 辐射将诱导慢性炎症并促进启动细胞的克隆扩增。慢性炎症是促进癌症发展的一个易感因素，慢性炎症性疾病（如反流性食管炎、慢性肝炎、慢性幽门螺杆菌感染和炎症性肠病）患者癌症发病率增加就证明了这一点[25]。UV 反应，定义为由 UVB 激活的基因和信号级联反应，是一种反映有丝分裂原引发生长反应的伪生长反应。UV 反应同时在细胞质中和细胞核中通过光产物形成引发。在细胞质中，UV 诱导的信号转导通路激活诱导转录因子活化 B 细胞核因子 κ 轻链增强子（NF-κB）和激活蛋白 1（AP-1）被激活。由此引起的基因表达变化导致慢性炎症和增殖水平增加。最终结果是发生癌前光线性角化病（AK，也称为日光性角化病），一种可逆的癌前病变。人类中 5%~20% 的 AK 在 10~25 年内可能发展为 SCC[26]。

在进展阶段，即光致癌的第三阶段，在持续的阳光暴露下，癌前 AK 发生变化，获得遗传不稳定性，并导致癌细胞常见变化，如获得性染色体畸变。进展阶段的一个关键事件是上皮 - 间充质转化（EMT），该过程中上皮细胞产生黏附、细胞结构和形态学的变化，重塑细胞外基质并增强其迁移能力[27]。在此阶段，促血管生成细胞因子诱导血管生成，环氧合酶 -2（COX-2）产生增加，以及血管内皮生长因子（VEGF）的合成增加也是必不可少的。进展阶段的最终产物是浸润型鳞状细胞癌。

UV 诱导的免疫监视缺陷也参与了皮肤癌的发展。免疫学防御机制进化结果是，在恶性细胞成为临床上明显的肿瘤之前,免疫系统会消除和/或消灭它们。UV暴露使得这些免疫防御机制失活,诱导肿瘤细胞生长并发展成侵袭性皮肤癌。

幸运的是,光致癌发生的所有三个阶段进展通常需要数年到数十年。需要强调的是,虽然BCC和SCC都起源于角质形成细胞,并且绝大多数是由UVR引起的,但它们的发病机制和表现却截然不同。BCC被认为是在没有前驱病变的情况下重新发生的,可能表现为局部侵袭性的,但几乎不会发生转移。

三、光化学反应

分子有机光化学旨在研究光子(电磁辐射或光的基本粒子)在目标分子中产生分子和生化变化的能力。此外,分子有机光化学由两个基本分支组成:有机化合物的光物理学和有机化合物的光化学。光物理学和光化学都需要光子作为变化的推动力。然而,光物理学最终导致纯物理变化,而光化学导致纯化学变化。

(一) 基本原理

光物理和光化学原理都可参与光致癌过程。在光致癌发生的背景下,光物理学可用于解释活性氧簇(ROS)的形成,光化学可用于解释CPD的形成[28]。

ROS是水分子不完全还原为氧气而产生的。UVR诱导各种ROS的形成:包括羟基自由基、过氧化氢、单线态氧和超氧自由基。

过量的ROS直接影响信号转导并引起脂质过氧化,两者都有害并且与致癌相关。生理学来说,清道夫分子和抗氧化酶减弱了ROS的破坏作用[29]。

电磁波谱UV区域的光子具有破坏化学键的能力。使氧和氢电离所需的光子能量在0~12eV之间;因此,10eV通常被认为是任何生物材料的最低光子电离能量[30]。UVA和UVB的光子能量分别为3.10~3.94eV和3.94~4.43eV;由于它们的光子能量未达到氧和氢电离所需的光子能量,因此UVA和UVB被认为是非电离辐射[31]。因此,光致癌作用是由实质上非电离的并且能够横穿平流层的太阳UV驱动。

(二) 波长依赖性

实验数据支持这一概念,即在UV光谱内,UVB波长是致癌最强的。Blum首先认识到这一点,他的实验在UV光源和受照射的动物之间插入平板玻璃[32]。这样处理可以过滤掉UVB波长的光,但是对UVA通过的影响小得多。与未插入平板玻璃遮挡的动物相比插入平板玻璃进行干预的动物生成肿瘤明显更少。作用光谱研究评估了较窄波长带的相对功效进一步定义了光致癌作用的波长依赖性[33]。以上研究都表明在紫外诱导肿瘤过程中,UVB波长比UVA更能引发UV诱导肿瘤。

de Gruiji及其同事进行了一项

研究,他们将无毛白化 SKH:HR1 小鼠每日暴露于慢性 UV 辐射,持续观察和测量产生癌症的情况[34,35]。该研究统计分析了当时文献中已涉及的作用光谱的功能,结果均显示波长 λ<300nm 的光谱可成功诱导肿瘤,而 λ>300nm 的光谱的致瘤潜能急剧下降。据此,研究构建了 SCUP-m(皮肤癌 Utrecht-Philadelphia 小鼠)作用光谱。就肿瘤诱导而言,SCUP-m 作用光谱在 λ=293nm 时显示出最强的致瘤能力,而在 UVA 区域的 λ=340nm 处,光谱致瘤能力发生急剧下降降至最强致瘤能力的 10⁻⁴[35]。作用光谱学提供了一种帮助识别潜在发色团的

方法,其中生色团是指启动和驱动所关注的光生物学过程的吸光分子。光致癌的作用光谱很好地与 DNA 的作用谱相对应,这支持了光致癌的发色团是 DNA 分子的这一假说[36](图 8-2)。

应该注意的是,没有光敏剂作用的情况下 UVA 也可以导致动物模型产生 NMSC,但需要更多的光子能量和更长的作用时间来产生[37,38]。尽管如此,因为 UVA 在黑色素瘤中具有的潜在作用,人们越来越关注 UVA 对皮肤癌的作用[39],晒黑床的广泛应用不仅增加了黑色素瘤的发生风险[40],也增加了 SCC 和 BCC 的发生风险[41],同时,长期使用会吸收 UVA 辐射的光

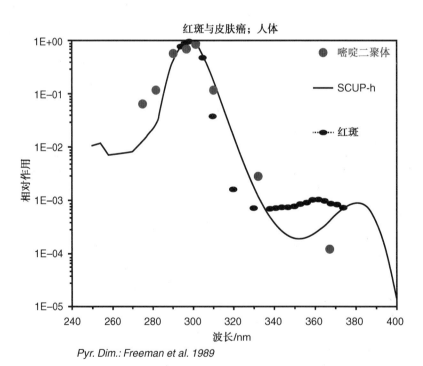

图 8-2　人体皮肤中 CPD 形成和光致癌的作用光谱的比对[Reprinted from J Photochem Photobiol B,40,Black HS,deGruijl FR,Forbes PD,et al.,Photocarcinogenesis:an overview,29-47. Copyright(1997),with permission from Elsevier. The figure was generously provided by Dr. F. R. de Gruijl,Anders et al. 1995,De Gruijl et al. 1994]

敏药物也与 NMSC 易感性有关。

(三) 量效关系

慢性 UV 暴露无毛小鼠的实验数据支持光致癌作用具有剂量依赖性。对每天用 UV 照射的无毛小鼠的检查显示,肿瘤诱导所需时间随着每日 UV 暴露剂量的增加而降低。实验仅显示肿瘤产生的过程是剂量依赖性的,而肿瘤生长过程则与剂量无关[42]。

(四) 暴露时间

阳光暴露是 BCC 和 SCC 的已知风险因素,但暴露时间是两者发生不同的关键因素。间歇性阳光照射是 BCC 形成的更大风险因素,而持续阳光照射是 SCC 形成的更大风险因素[43]。此外,儿童期和青少年期休闲时阳光暴露增加与 BCC 发生风险相关性显著高于 SCC[44]。

(五) 臭氧损耗

人们普通认为平流层中的臭氧量正在急剧下降。1980—1996 年间,北纬中纬度地区的平流层臭氧量下降了 6%。尽管通过控制使用氯氟烃措施,这一数据在 1996—2009 年间回涨了 2%。氯氟烃被广泛用于气雾剂中。这些化合物在释放到大气中时会降解平流层臭氧。而平流层臭氧降解与光致癌作用有关,因为臭氧层具有减少到达地面的 UV 辐射量的重要作用。在平流层中,短波紫外线($\lambda < 242nm$)照射使分子氧(O_2)解离并形成臭氧(O_3)。随后,

当臭氧吸收波长高达 320nm 的 UVR 光子时,臭氧就会解离;在到达地球表面之前,几乎所有的 UVC 和大部分 UVB 都以这种方式被吸收[45]。

许多人认为,平流层臭氧量的损耗可以部分解释 NMSC 的发病率的上升。根据数学模型预测,平流层臭氧量每降低 1%,NMSC 发病率将增加 2%[46]。最近,一项回归分析显示,在韩国测量的太阳 UVB 强度对皮肤癌症发病率增加的放大系数甚至可能更大。该研究显示平流层臭氧量每下降 1%,BCC 和 SCC 发病率增加 2.98%~3.70%[47]。

幸运的是,自从臭氧层的破坏首次引起了国际关注以来,人类已采取控制措施减轻对臭氧层的破坏。《蒙特利尔议定书》是 1987 年宣布的一项国际条约,此后多次修订,在遏制平流层臭氧的破坏方面发挥了重要作用。对于 1890—2100 年间出生的美国人群,《蒙特利尔议定书》的全面贯彻实施预计可减少大约 160 万例皮肤癌死亡和 2.8 亿例皮肤癌病例[48]。

(六) 室内美黑也是光致癌发生的危险因素

室内美黑是一种出于美容目的人为获得棕褐色肤色的流行方法。美黑室使用的荧光灯含有的 UVA 量可高达太阳光 UVA 含量的十倍。此外,配备低压荧光灯的现代日光浴床光线也并非完全不含 UVB,这些荧光灯都会发出约为光谱的 1%~2% 的

UVB[49]。室内美黑是 NMSC 和黑色素瘤的已知可变危险因素。一项纳入 10 项研究的荟萃分析显示,进行室内美黑的人群相对于未进行室内美黑的人群相比,其 BCC 和 SCC 发生的相对风险分别是 1.29［95% 置信区间（*CI*）:1.08~1.53］和 1.67（95%*CI*:1.29~2.17）[41]。根据一项纳入北美洲、欧洲和大洋洲地区 31 项研究的荟萃分析,使用室内美黑床的人群患黑色素瘤的优势比为 1.16（95%*CI*:1.05~1.28）[40]。室内美黑的流行加剧了公众尤其是在年轻群体对室内晒黑的关注。室内美黑的成人中流行率为 35.7%（95%*CI*:27.5%~44.0%）, 而大学生中的流行率为 55.0%（95%*CI*:33.0%~77.1%）。这项调查研究将美国、欧洲和澳大利亚每年 450 000 例 NMSC 病例和超过 10 000 例黑色素瘤病例归因于室内美黑[50]。

四、UV 诱导的 DNA 光损伤和修复机制

(一) UV 诱导的 DNA 光产物

　　DNA 尤其容易受到 UV 的损伤。嘧啶对 UV 的敏感性比嘌呤高十倍[51]。1958 年,Beukers 和 Berends 报道称,用低压汞灯的 UV 照射胸腺嘧啶冷冻溶液会形成辐射产物。NMR、红外和晶体学数据显示该光产物是 CPD[52]。

　　CPD,可以说是光致癌启动过程中最重要的损伤,其数量是 6-4PP 的 3~4 倍,并导致哺乳动物细胞中约 80% 的 UVB 诱导突变[53]。6-4PP 比 CPD 诱导的畸变程度更大,但其修复速度更快,在大于 280~290nm 波长光线的进一步照射下,6-4PP 可光异构化为杜瓦价异构体。杜瓦异构体被认为致突变性较低,其在光致癌中的作用也更小[54]。如果 CPD 和 6-4PP 未被修复,可能会导致 DNA 聚合酶误读模板链并导致突变发生。以 CPD 而言,突变经常在皮肤肿瘤中以同质而可识别的方式发生,因此被称为 UV 特征突变。UV 特征突变—C→T 或 CC→TT 双嘧啶位点突变提示既往 UV 暴露,并作为可用的实验室指标。特征突变瞬间形成,作为新合成的 DNA 的一部分,对 DNA 修复酶来说,在结构上难以被区分。换句话说,光致癌的启动过程是不可逆的,可能在人一生中的任何时候发生(图 8-3)。

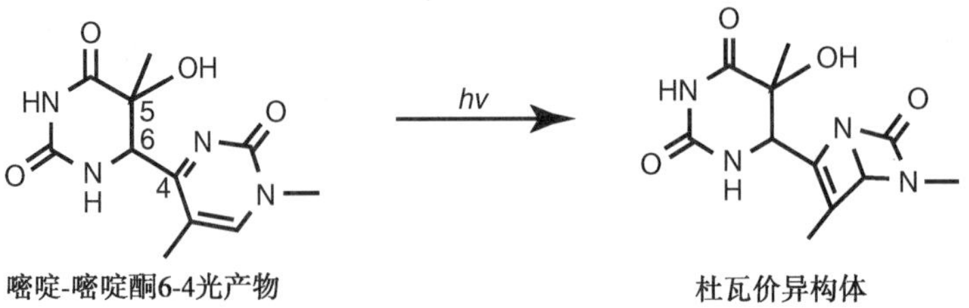

图 8-3　嘧啶 - 嘧啶酮 6-4 光产物光异构化为杜瓦价异构体

UVC、UVB、UVA 和可见光分别能够到达表皮、乳头状真皮、网状真皮和皮下组织[55]。DNA 在体外的最大吸收发生在 λ=260nm，可明显吸收在 UVB 范围内的光线[51]。波长为 λ>300nm 的光线诱导 CPD 形成的速率极小，但可定量。因此，SCUP-m 的 λmax（最大吸收光波长）为 293nm，介于 260~300nm 之间，处在光子被 DNA 有效吸收并且能够诱导 CPD 形成的 UV 范围内。SCUP-m 的 λmax 与无毛小鼠表皮嘧啶二聚体形成速率最大的光谱波长直接匹配[56]。De Gruijl 和 van der Leun 考虑小鼠表皮和人类表皮之间的差异，从 SCUP-m 作用谱中推断出人类中形成的 CPD 作用光谱，并将其命名为 SCUP-h（皮肤癌乌特勒支 - 费城人群）[57]。SCUP-h 的 λmax 为 299nm 与人类胸腺嘧啶二聚体形成的作用光谱极为匹配[58]。

直到最近，CPD 的形成几乎完全被归因于 UVB。UVA 损伤的模式主要被认为是由于氧化损伤。ROS 与鸟嘌呤反应，形成氧化产物，例如 8-oxo- 或 8-羟基 - 脱氧鸟苷加合物，导致 G→T 或 T→G 转换[59]。Mouret 等人已经证明，在用 UVA 照射的人类完整皮肤外植体和培养细胞中，CPD（而不是 6-4PP）的产率高于 8- 氧代鸟嘌呤（8-oxoG），而后者是最常见的氧化性 DNA 损伤[60]。因此，他们得出结论，CPD 是 UVA 照射皮肤中的主要损伤。Tewari 等人在健康人类志愿者体内实验证实了该发现[61]。UVA 直接损害 DNA 的能力远低于 UVB，由于 UVA 在阳光下的相对丰度更高，且其在光疗和休闲室内美黑中被广泛应用，UVA 对 DNA 的损伤能力具有重要意义（图 8-4）。

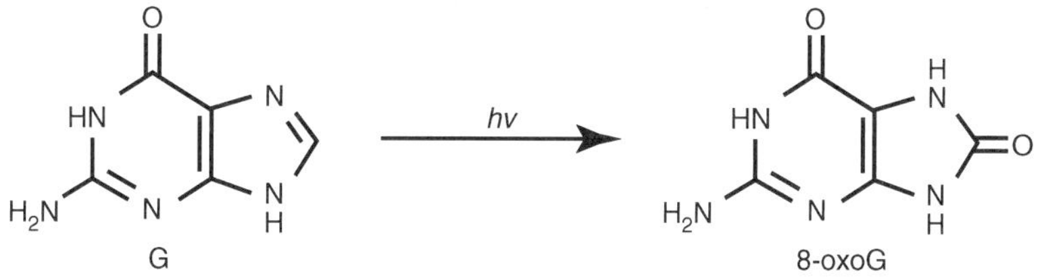

图 8-4 8-oxoG 的形成

（二）修复机制

未修复的 CPD 和 6-4PP 扭曲了 DNA 的螺旋结构并阻碍了 DNA 复制和转录。幸运的是，由于同时存在修复和旁路机制，只有一小部分 UV 诱导的光产物会导致突变。在人体中，这些 DNA 损伤主要通过切除修复来被修复，即用新的未损核苷酸替换受损的 DNA。切除修复有两大类：碱基切除修复（BER）和核苷酸切除修复（NER）。人体内的大体积 CPD 和 6-4PP 只能通过 NER 进行内源性修复，而 BER 可以修复其他非大体积的氧化性 DNA 修饰，如 8-oxoG。在 BER 中，DNA 糖苷酶识别单个缺陷碱基,将其切割,并留下脱嘌呤或脱嘧啶(AP)位点。AP 内切酶或 AP 裂解酶分别在相对于 AP 位点的 5' 或 3' 位点切割 DNA,随后去除 AP 位点。磷酸二酯酶去除了脱氧核糖磷酸残基。在一个称为非程序性 DNA 合成的过程中,DNA 聚合酶 β 随后填补了缺口,DNA 连接酶密封了新合成的寡核苷酸周围的缺口[62,63]。BER 修复不同类型受损碱基的能力取决于 DNA 糖基化酶的底物特异性,而机体中存在许多不同的糖基化酶[64]。例如,8-oxoG DNA 糖苷酶 1 识别人体中的氧化鸟嘌呤碱基,而氧化鸟嘌呤碱基丢失可导致细胞对 UVA 的超敏反应。

NER 涉及类似的基本识别步骤:DNA 切割、DNA 合成和连接。存在两种不同的 NER 分支,即转录耦联修复(TC-NER)和全基因组修复(GG-NER),它们以不同的 DNA 损伤识别模式为标记。TC-NER 是小鼠表皮中 CPD 去除的唯一方法,优先修复活性基因的转录链,GG-NER 修复基因组的所有其他部分[65]。当 RNA 聚合酶在 CPD 或 6-4PP 位点停滞时,TC-NER 启动。随后,CSA 和 CSB[科凯恩综合征(Cockayne syndrome)互补 A 组和 B 组基因的蛋白质产物]被募集到该位点。另一方面,当 XPC 和 XPE(着色性干皮病互补组 C 和 E 基因的蛋白质产物)结合含有光产物的 DNA 链时,GG-NER 启动。TC-NER 和 GG-NER 的后续步骤相同。首先,复制蛋白 A 和转录因子 IIH(TFIIH)在 UV 损伤位点周围形成开放复合物。然后 TFIIH 的两个亚基——XPD 和 XPB 作为 DNA 解旋酶裂解 DNA。XPG 和 XPF 分别切割受损链的 3' 和 5' 端。随后 DNA 损伤部分被释放,其缺口被 DNA 聚合酶 δ 或 ε 填补,由 DNA 连接酶连接修复片段。NER 对胚胎的宫内存活能力并不重要,但是其中一种相关蛋白的缺陷可能导致 XP,这种疾病的特征包括存在 DNA 修复缺陷,患者对 UV 诱导的 NMSC 和黑色素瘤的易感性增加,发病年龄至早可在 3—5 岁。

XP 是一种常染色体隐性遗传疾病,可能由七种不同互补组中任何一个胚胎突变引起,对应于 XPA 至 XPG 的缺陷。因此,XP 患者存在 GG-NER 缺陷。另一方面,其他具有遗传性 NER 缺陷的疾病,例如科凯恩综合征(Cockayne syndrome)(CS)、UV 敏感综合征和毛发硫性营养不良症,均会产生光敏性的临床表现,但不增加恶性肿瘤发生风险。NER 缺陷也会具有其他临床表现,例如神经损伤和寿命显著缩短[66]。

(三)旁路机制

并非所有的 DNA 光产物都能被修复,在这种情况下旁路机制就会起作用。当 DNA 聚合酶在复制过程中遇到未修复的光产物时,它通常会停滞并分离。在这种情况下,能够绕过损伤的 DNA 聚合酶被募集来继续复制 DNA,这一过程称为跨损伤合成。DNA 聚合酶 η 就是一种这样的酶,它被募集到含有 CPD 的位点。DNA 聚

合酶 η 充当"分子夹板"，稳定含 CPD 的位点，以确保插入正确的互补核苷酸，然后分离。DNA 聚合酶 η 缺乏的患者表现出一种称为 XP 变体的表型，无法被与 XP 表型相区分。DNA 聚合酶 η 的作用也可以解释为什么 CPD 最常在 T-T 位点，而特征突变却由含有胞嘧啶的位点产生的。一个假说认为，CPD 中不稳定的胞嘧啶或甲基胞嘧啶随后分别脱氨基为尿嘧啶或胸腺嘧啶，这反过来又导致在随后的复制过程中 DNA 聚合酶 η 将腺嘌呤插入新合成的互补链上[67-71]。此外，CPD 使胞嘧啶脱氨速率加速一百万倍[72]。这一发现与假说提出的"A"规则一致，该规则认为 DNA 聚合酶在无法翻译的 DNA 位点默认插入腺嘌呤。因此，当含有 C-C CPD 的位点存在被复制时，DNA 聚合酶将在新合成的互补链上插入两个腺嘌呤。在下一轮复制中，两个胸腺嘧啶被插入先前含有两个胞嘧啶的位点上（CC→TT）（图 8-7 所示）。DNA 聚合酶 η 已在酵母和人类中被研究证明，其通过插入腺嘌呤而准确有效地绕过 T-T CPD。作为 T-C CPD 脱氧基的结果，在 T-U-CPD 位点被复制时，DNA 聚合酶 η 也忠实地复制并将腺嘌呤插入互补链中[68,73,74]。

（四）光敏剂

在某些情况下，光敏药物会增加患皮肤癌的风险。补骨脂素加 UVA（PUVA）光化学疗法用于治疗银屑病、白癜风、皮肤 T 细胞淋巴瘤和其他皮肤病，其治疗机制依赖于药物诱导的光敏性的一部分。长期 PUVA 疗法与光致癌的发生有关[75]。有一项前瞻性 PUVA 随访研究，跟踪随访了 1975—1976 年首次接受 PUVA 治疗的患者队列，该研究于 2005 年结束。在 759 名存活至试验结束的患者中，37% 的患者出现一种或多种 NMSC。在该队列中，SCC 的发病率比一般人群中的预期发病率大约高 30 倍，而 BCC 发生的概率则高了约 5 倍。NMSC 发病率的增加与患者接受光化学疗法的治疗次数成正比，SCC 的发病率的增长比 BCC 更为急剧[75]。

其他光敏药物的使用也被证实会增加 NMSC 的发生风险。由光敏药物引起基底细胞癌和鳞状细胞癌的相应增长率似乎存在显著差异，不同的药物类别之间的差异并不一致。新罕布什尔州皮肤癌研究是世界上为数不多的基于人群的 NMSC 研究之一，该研究报告了既往使用光敏药物相关的鳞状细胞癌、基底细胞癌和早发基底细胞癌（在 50 岁之前或在 50 岁时诊断）的发病优势比（OR）分别为 1.2（95% CI:1.0~1.4）、1.2（95% CI:0.9~1.5）和 1.5（95% CI:1.1~2.1）。有趣的是，对于光敏抗菌药物，发生 BCC 的 OR（1.9,95% CI:1.3~2.8）高于 SCC（1.4,95% CI:0.9~2.1）。早发性基底细胞癌的 OR 甚至更高（OR=2.0,95% CI:1.3~3.4）。当仅关注四环素的使用时，研究发现了其与皮肤癌存在同样的关系[76,77]。另一方面，某些抗高血压药物与 SCC 风险增加有关,有可能也与 BCC 和恶性黑色素瘤(MM)发生有关。Jensen 等人对丹麦癌症登记处的研究显示,光敏利尿剂的使用是 SCC [发病率比率(*IRR*)1.21,95% *CI*:1.04~1.40]和 MM(*IRR*=1.19,95% *CI*:1.01~1.41)的危险因素,但不是 BCC(*IRR*=0.96,95% *CI*:0.90~1.03)的危险因素。在所研究的利尿剂中,阿米洛利、氢氯噻嗪(HCTZ)和两者的组合可产生 SCC 的最高发病风险比最高。接受阿米洛利和 HCTZ 联合治疗超过 5 年患者的 *IRR* 为 1.97(95% *CI*:1.49~2.62)[78]。Schmidt 等人在丹麦癌症登记处的另一项研究中证实了利尿剂的使用与 SCC 发生风险增加之间存在联系(*OR*=1.19,95% *CI*:1.06~1.33),但无论治疗持续时间长短,利尿剂使用与 MM 或 BCC 之间均未发现存在联系。同样地,研究观察到在保钾剂和低上限利尿剂(如噻嗪类)的联合治疗患者中 SCC 的发生风险最高(*OR*=2.68,95% *CI*:2.24~3.21)[79]。

最后,除了一些例外情况,长期性每日使用大多数光敏药物似乎不会增加皮肤癌的发生风险。一项针对 470 万丹麦居民的基于人群的队列研究评估了长期每日使用 19 种已知的光敏剂的皮肤癌发生风险。只有呋塞米和甲基多巴与 SCC 或 BCC 发生风险增加(α≥20%)相关[80]。用于治疗全身真菌感染的伏立康唑与侵袭性甚至转移性鳞状细胞癌发生相关[81-86];也有病例报告称,服用这种药物的患者也会发生黑色素瘤[87]。

五、致癌基因和抑癌基因

与 NMSC 相关的致癌基因和抑癌基因中的特征突变普遍存在,进一步强调了 UV 诱导的 DNA 损伤在光致癌发生中的致病作用。

六、*TP53*

TP53 是一种抑癌基因,在超过 90% 的 SCC 病例中存在 *TP53* 突变。*TP53* 编码 p53,它是一种检测 DNA 损伤并触发细胞周期停滞或凋亡的蛋白。一个 *TP53* 拷贝的突变会导致阳光诱导的细胞凋亡的部分缺陷,但携带两个 *TP53* 等位基因突变的细胞就会失去整个对维持基因组完整性至关重要的检查点。随后,它们变成了非整倍体[88,89]。SCC 的测序数据表明,约 70% 的 *TP53* 突变是 C → T 突变,约 10% 是 CC → TT 突变[88]。这种突变模式与 AK 中的突变模式非常相似[90]。AK 中存在 p53 突变,加上 UVB 照射增加导致 p53 免疫染色异常的细胞增加,该证据提示 p53 突变可能在光致癌过程中发生相对较早[91]。然而,在 SCC 形成之前,*TP53* 的两个功能拷贝需要被失活;在典型的 SCC 病例中,研究发现 *TP53* 的一个拷贝中存在特征突变,而另一个拷贝缺失。对 BCC 的 p53 编码区进行测序发现,56% 的 BCC 中存在点突变,其中 100% 发生在邻近的嘧啶位点[72]。相反,在内

脏癌症中的 *TP53* 突变未发现特征突变[88,92]。事实上，对 p53 阴性纯合子小鼠的研究显示，UVR 是皮肤 SCC 发生的必要原因。p53 缺失小鼠自发发展出各种肿瘤，主要是淋巴瘤和肉瘤，但仅在慢性 UV 照射下发展出包括 SCC 在内的原发性皮肤肿瘤[93,94]。

七、*PTCH*

　　UV 诱导的抑癌基因 *TP53* 突变对于 SCC 和 BCC 发病机制都是至关重要的。然而，*PTCH* 这种抑癌基因，是黑腹果蝇的人类同源基因，提供了 BCC 和 SCC 癌变过程中起着更为重要的作用，即 *PTCH* 基因的突变在 BCC 致癌过程中起着更重要的作用。PTCH 基因的蛋白质产物是 PTCH，是 Hedgehog（刺猬因子）信号通路的一部分，它决定基因翻译的前后关系（片段极性）并有助于胚胎发育过程中的神经管构型形成。哺乳动物刺猬因子 Hh 信号转导涉及三种 Hh 配体，Sonic Hedgehog（SHH）、Desert Hedgehog（DHH）和 Indian Hedgehog（IHH），其结合负调节受体 PTCH。PTCH 通常结合并抑制 Smoothened（SMO），一种跨膜 G 蛋白受体的活性。在没有 Hh 配体的情况下，PTCH 抑制 SMO 活性并阻止其纤毛积聚。当被 Hh 配体结合时，PTCH 从纤毛中移位并且 SMO 在纤毛中积聚并活化。然后 SMO 触发信号级联反应，激活胶质瘤相关癌基因（GLI）转录因子 GLI1、GLI2 和 GLI3。活化的 GLI 是 Hh 信号通路的最终效应器，能够诱导如 MYC、SNAIL 和 BCL2 等调节生存、分化和增殖的基因的表达[95]。此外，Hh 信号转导对于维持皮肤干细胞群、调节毛发周期和控制皮脂腺发育至关重要[66,96]。Hedgehog 信号通路在 BCC 发生中的作用已得到充分证明，该信号通路的许多成员已作为潜在的药物靶点在不适合手术切除或放射治疗的晚期 BCC 的成人患者中被广泛研究。小分子 SMO 受体拮抗剂维莫德吉和索尼德吉最近在美国被批准用于治疗 BCC[97,98]。

　　阐明 PTCH 在 BCC 发病机制中的作用的大部分工作来自对痣样基底细胞癌综合征（NBCCS）患者的研究，此疾病也称为 Gorlin 综合征。Gorlin 综合征是一种常染色体显性遗传疾病，其估计患病率为 1/56 000，其特征是早期多发性 BCC、颌骨角化囊肿、髓母细胞瘤、进行性颅内钙化和手足斑点状角化不良。其他一些发育缺陷，如骨骼和中线脑畸形，在 Gorlin 综合征中也很常见[99,100]。患有 Gorlin 综合征的患者在他们的一生中，可能会发展数十至数千个 BCC。Hahn 等人将 *PTCH* 定位到染色体 9q22.3 的精确位置，并分别在 Gorlin 综合征和散发性 BCC 患者中发现了 PTCH 基因的胚系突变和体细胞突变[101]。随后的研究发现，超过 85% 的散发性 BCC 病例中至少存在一个 *PTCH* 等位基因突变[102]。10% 的病例存在 SMO 活化突变，这使 Hh 信号通路保持固有活性[103]。*PTCH* 突变谱分析显示，PTCH 基因中 68% 的外显子突变和 82% 的内含子突变为二嘧啶位点发生的 C→T 或 CC→TT 碱基替换。BCC 的临床表现、首发年龄或病灶数量与 UV 相关突变的比例之间不存在相关性[104]。在对 XP 患者的研究中进一步证实了 PTCH 在光致癌作用中的重要性,该研究中 80%~90% 的 XP 患者的 BCC 病变存在 PTCH 突变,其中约 80% 是 UV 特异性的。在携带 SMO 突变的 XP 患者的 BCC 病变中也发现了高水平的 UV 特异性突变[105]。

Oro 及其同事通过将 Shh 与角蛋白 14(K14)的启动子融合构建了 BCC 的第一个动物模型。K14Shh 诱导的皮肤 BCC 在皮肤发育的 4 天内出现[106]。随后,有研究使用 K5 启动子来驱动 SMO-M2(组成型活性 SMO 突变体)或 Gli1 或 Gli2 的表达,构建了靶向该通路的下游成员的其他转基因小鼠模型[107-112]。所有这些模型都成功地诱导了 BCC 的自发形成,这些研究得出结论:持续的 Hh 信号转导是 BCC 的生长和增殖所必需的。最后,Aszterbaum 及其同事[113]率先成功构建了 UV 诱导 BCC 发生的小鼠模型。使用 PTCH+/− 小鼠,长期暴露于 UV 或电离辐射下,可以诱导 BCC 和毛母细胞瘤样肿瘤的形成(图 8-5)。

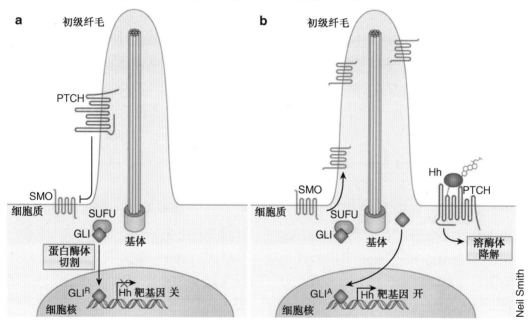

图 8-5　哺乳动物 Hh 因子信号通路:关键成分和信号转导过程。(a)在不存在 Hh 配体的情况下,PTCH 定位于纤毛并通过阻止 SMO 的运输和向纤毛的定位过程来抑制 SMO 活性。GLI 转录因子通过几种蛋白质介质被隔离在细胞质中,包括蛋白激酶 A(PKA)、糖原合成酶激酶 3β(GSK3-β)、酪蛋白(a)蛋白酶体切割,并且所得的抑制子(GLIR)易位至细胞核并抑制 Hh 靶基因的翻译。(b)在被 Hh 配体结合时,PTCH 从纤毛中移位,形成 PTCH 纤毛积聚激活 SMO。活化的 SMO 协调信号级联反应,最终导致活化形式的 GLI(GLIA)移位至细胞核,在此诱导 Hh 靶激酶 1α(CK1-α)和融合阻抑蛋白(SUFU)。GLI 经历基因的表达[由 Macmillan 出版公司(Nature Medicine(自然科学))[95],许可转载,版权所有(2013)]

八、*CDKN2A*

细胞周期的其他调节因子也与光致癌作用有关。CDKN2A 编码 p16INK4a 和 p14ARF，两者都对 G1/S 检验点的细胞周期进展起抑制作用。启动子甲基化导致的 CDKN2A 失活参与 SCC 发病机制。有研究对 21 个肿瘤进行了研究分析，发现有 5 个肿瘤（4 个 SCC 和 1 个 AK）存在 CDKN2A 的失活（24%）[114]。此外，对希腊肿瘤患者中 CDKN2A 的突变分析发现 9% 的 SCC 病例中存在 CDKN2A 突变，但 BCC 或鲍恩病（Bowen disease）的病例样本中发现没有突变[115]。

九、*ras*

自 20 世纪 90 年代以来，*ras* 癌基因 *Harvey*（*Ha*）、*Kirsten*（*Ki*）和 *N-ras*（单体 GTP 酶）的突变已被广泛研究，但它们在 NMSC 中的作用仍存在一些争议[16]。突变的 *ras* 是最早被发现的人类癌基因，研究显示它与约 20% 的人类癌症有关，因此在发现之初它被认为是 NMSC 的一个有吸引力的潜在靶基因。在人体中，*ras* 激活的点突变几乎总是发生在密码子 12、31 和 61 上。有研究表明在 10%~20% 的人类和小鼠的 NMSC 中存在 *ras* 突变，但在不同研究中 *ras* 突变的发生率不同，范围在 10% 到 40% 之间[116,117]。

十、全基因组关联研究的发现

在过去二十年中，DNA 测序的快速发展使得研究大样本个体的疾病相关的遗传变异成为可能。皮肤病学中的全基因组关联研究（GWAS）有助于识别基因组中的易感变异，这可能有助于将来对皮肤癌的风险分层。因为基底色素沉着明显与紫外线易感性有关，参与色素沉着通路的基因显然会成为风险分层的指标。美国高加索人和非裔美国人之间皮肤癌发病率存在高达十倍的差异，这支持了基底色素沉着具有光保护作用。黑色素皮质素 1 受体（MCR1）变异与皮肤白皙、红色头发和晒黑反应较弱有关，与 NMSC 和皮肤恶性黑色素瘤发生风险有关，风险系数分别是 3.2 倍和 2 倍[118]。ASIP 编码虎斑（agouti）信号蛋白，其拮抗 α- 黑色素细胞刺激激素和 MCR1 之间的相互作用，*TYR*（黑色素合成途径的限速酶——编码酪氨酸酶）ASIP 和 TYR 的变异均与皮肤恶性黑色素瘤和 BCC 的发生风险增加有关[119]。其他一些基因变异，如 SLC45A2 中的 *L374F* 变异（之前的 *MATP*，编码一种介导黑色素合成的转运蛋白），与 BCC（*OR*=1.97，95% *CI*：1.63~2.38）、SCC（*OR*=2.71，95% *CI*：1.88~3.92）和皮肤恶性黑色素瘤（*OR*=2.95，95% *CI*：2.42~3.60）的发生存在显著的相关性。有趣的是，同一项研究在编码角蛋白 5（K5）的 *KRT5* 中发现了一种易感变异，其使得机体获得了对 BCC（*OR*=1.35，95% *CI*：1.23~1.50）和 SCC（*OR*=1.25，95% *CI*：1.05~1.48）的易感性[120]。

十一、炎症反应

重复的 UV 暴露会构建并维持慢性炎症环境，该环境使突变角质形成细胞相对于非突变细胞获得了选择性增殖优势。UV 诱导的细胞因子、自由基和花生四烯酸代谢物的生成，以及信号通路的激活引起了炎症变化，这些信号通路激活反过来也影响细胞增殖、生存和分化。

十二、UV 诱导的非细胞核内信号级联反应的生色团

最近，研究提出色氨酸 UVB 诱导的信号级联反应的生色团，其衍生物 6- 甲酰基吲哚［3,2-b］咔唑（FICZ）与芳基烃受体（AhR）的细胞内结合是信号级联反应的启动环节。AhR 是一种胞浆受体，介导致癌多环芳烃的毒性。胞浆中的 AhR 激活在细胞核和细胞膜两个方向传递信号。AhR 激活将信号传递到细胞核的过程如下所述。在与配体结合后，AhR 释放其

相关蛋白 Hsp90 和 c-src（pp60src）并易位至细胞核，与芳烃受体核转运蛋白（ARNT）形成异二聚体。在细胞核中，AhR/ARNT 异二聚体通过激活细胞色素 P450 1A1 或 1B1 等基因来改变基因转录水平[121]。另一方面，蛋白酪氨酸激酶 c-src 可激活表皮生长因子受体（EGFR），从而触发丝裂原激活蛋白激酶（MAPK）信号通路，使 AhR 激活将信号传递到细胞膜，因为 COX-2 是上述过程的已知的下游靶点[122-125]。Fritsche 及其同事使用 HaCaT 细胞和 C57BL/6 小鼠论证首先论证了 UVB 诱导的 AhR 激活过程，并发现：（a）UVB 照射后机体细胞内 FICZ 的形成；（b）UVB 触发的 AhR 易位至细胞核和随后诱导的转录 AhR 依赖性基因；（c）发生了 EGFR 内化和 EGFR 依赖性 ERK1/2 被磷酸化；（d）未发现 AhR-KO 细胞中 UVB 诱导的 AhR 易位至细胞核、AhR 依赖性基因的转录诱导，以及 EGFR 内化[126]。有趣的是，该研究显示用 UVA 照射 HaCaT 细胞时的未诱导出 AhR 易位，尽管实验所用的照射剂量（30J/cm²）较高，与 Vile 及其同事在研究 NF-κB 活化中使用的照射剂量（250kJ/m²=25J/cm²）相当。因此，根据目前已知的关于该通路的信息，AhR 不能解释 UV 诱导的所有信号通路激活（图 8-6）。

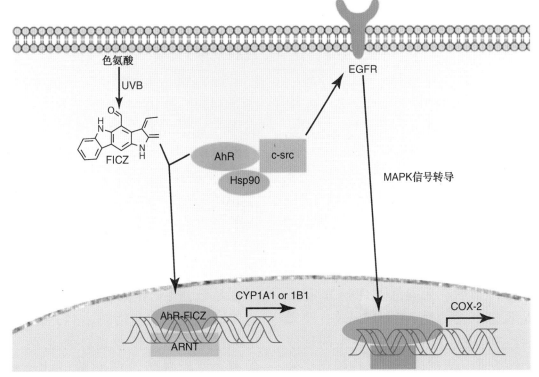

图 8-6　在细胞质中，UVB 诱导的色氨酸光产物，6- 甲酰基吲哚［3,2-b］咔唑（FICZ），结合并活化芳基烃受体（AhR）。AhR 激活启动双向信号级联。在释放其相关蛋白 Hsp90 和 c-src 后，AhR 易位至细胞核，与芳香烃受体核转运蛋白（ARNT）形成异二聚体，并通过激活细胞色素 P450 1A1 或 1B1 等基因转录异源性反应元件，如在与 AhR/c-src/Hsp90 复合物分离后，c-src 激酶使 EGFR 磷酸化，通过 MAPK 信号通路向下游传递信号；COX-2 是一个已知的下游靶点

十三、NF-κB 和 NF-κB 信号通路

NF-κB 信号通路以其核心成员 NF-κB 命名，是炎症网络的核心。在大多数未受刺激的细胞中，NF-κB 抑制剂（IκB）与 NF-κB 形成二聚体，从而将 NF-κB 作为非活性复合物 NF-κB（IκB）储存在细胞质中。在哺乳动物中，5 种 NF-κB 蛋白，RelA（p65）、RelB、c-Rel、NF-κB1（p105/p50）和 NF-κB2（p100/52），在互相之间形成同源二聚体或异二聚体并启动各自特征基因。一旦被激活，NF-κB 参与调节几乎所有与炎症相关的基因产物［IL-1、IL-6、COX-2 和 5- 脂氧合酶（5-LOX）］的产生。此外，NF-κB 在大多数肿瘤细胞中具有固有活性，因为其基因产物具有抗细胞凋亡和促增殖作用[127]。由于 NF-κB 激活的基因［VEGF、黏附分子、TWIST、CXCR4、基质金属蛋白酶（MMP）］，也参与细胞侵袭、转移和血管生成过程，因此 NF-κB 也与 AKs 向侵袭性 NMSCs 的进展相关。

UV 诱导 NF-κB 信号通路反应,则独立于 DNA 损伤细胞检测。Devary 及其同事在研究中首次确定了一种非源自核检测 DNA 损伤检测的 UV 介导的信号传导通路,他们发现 UVC 诱导 NF-κB 和 AP-1 的过程无需通过去核 HeLa 细胞产生核信号。同时,他们认为触发 NF-κB 的启动环节发生在细胞膜附近[128]。此外,研究将 A431 人类表皮样癌细胞系的胞浆提取物暴露于 200J/m² 剂量的 UVB,在该剂量下 90% 的细胞可以存活。在 UVB 照射后在无染色体 DNA 的胞浆提取物中检测到 NF-κB-IκB(一种无活性复合物)发生解离表现为剂量依赖性方式。通过离心去除细胞膜组分显著降低了 NF-κB 活性[129]。然后在去核培养的人皮肤成纤维细胞的研究发现了非致死剂量 UVA(250kJ/m²)可以激活 NF-κB,证明 UVA 依赖性 NF-κB 激活过程与氧化性细胞膜损伤相关[130]。因此,这一系列去核和胞浆提取物实验表明在与光致癌作用相关的波长和剂量下,UV 诱导 NF-κB 信号通路的过程,(a)独立于染色体 DNA 损伤发生,(b)其启动环节发生在细胞膜处或细胞膜附近。

在生理学上,NF-κB 信号通路由三种不同类型的受体[肿瘤坏死因子(TNF)-α 受体、IL-1 受体和 Toll 样受体]激活,它们具有相似的 NF-κB 激化机制。Toll 样受体(TLR)是果蝇 Toll 受体的同系物,是影响获得性免疫应答的先天免疫系统的成员。大多数 TLR 与包括衔接蛋白髓样分化因子 -88(MyD88)在内的细胞质信号级联偶联,其最终导致控制炎症反应的基因转录。TLR 存在于巨噬细胞,树突细胞和其他一些细胞中,这些细胞参与识别外源性病原体相关分子模式(PAMP)、内源性损伤相关分子模式(DAMP)和微生物相关分子模式(MAMP)和来自病原体、共生细菌的微生物相关分子模式[131]。不同的 TLR 识别不同的配体,但 TLR 的模式识别触发了受体细胞产生细胞因子[132]。当 TNF-α 受体、IL-1 受体或 Toll 样受体被激活时,它们会募集 IκB 激酶(IKK),后者是一种由两种丝氨酸 / 苏氨酸蛋白激酶(IKKα 和 IKKβ)和一种称为 IKKγ 的调节亚基。IKKγ 更常被称为 NF-κB 基本调节剂(NEMO)。IKK 磷酸化 NF-κB 的抑制剂 IκB(IκBα,IκBβ 或 IκBε 三种亚型之一),标记 IκB 使之被泛素化并随后被蛋白酶体降解。随后,NF-κB 易位至细胞核,激活与炎症反应或先天免疫反应相关的各种基因。被 NF-κB 激活的其中一个基因编码 IκBα,并通过负反馈回路显著调节信号级联反应[16]。

TLR4 是一种独特的 TLR,因为它能识别多种非细菌激动剂,如紫杉醇[133]、纤维连接蛋白[134,135],和热休克蛋白 60[136]以及已知的在革兰氏阴性细菌的细胞壁中发现的激动剂脂多糖。UV 照射可以产生透明质酸片段(HAF),促进 TLR4 易位到脂筏中以启动信号传导。这个运输至少部分地由 NAPDH 氧化酶依赖性 ROS 产生介导，并参与募集 NF-κB 亚基 p65，以编码炎性分子。这种炎症机制可被超氧化物歧化酶 3 阻断[137]。

TLR4 也是 UV 诱导的免疫抑制过程所必需的[138-140]。UVB 诱导的 DNA 损伤是 UVB 诱导免疫抑制中最早的分子事件之一。在 TLR4 缺陷小鼠的皮肤和树突细胞中 CPD 的修复效率最高。此外，与 TLR4 正常小鼠相比，TLR4 缺陷小鼠的皮肤和树突细胞中 XPA 和 DNA 修复细胞因子（IL-12 和 IL-23）的表达水平明显更高[141]。TLR4 可以促进动物模型中 UV 诱导的皮肤肿瘤进展。在 TLR4 缺陷小鼠中，UV 诱导的皮肤致癌变作用被减缓。

十四、AP-1 和 MAPK 信号通路

AP-1 是另一种通过 UV 照射激活的二聚体转录因子。Jun，Fos，肌腱膜纤维肉瘤（MAF）和活化转录因子（ATF）蛋白家族的成员形成同源二聚体或异二聚体。其中 Fos 蛋白不能形成同源二聚化，但它们可以与 Jun 蛋白形成稳定的异二聚体。哺乳动物 AP-1 的主要成分属于 Fos（c-Fos、FosB、Fra-1 和 Fra-2）和 Jun（c-Jun、JunB 和 JunD）成员。与 NF-κB 一样，AP-1 的二聚体组成决定了受调控基因的类型。在 Jun 蛋白中，c-Jun 是最有效的转录激活因

子。AP-1 由多种细胞外信号诱导，除 UV 照射外，还包括促炎细胞因子、遗传毒性应激和生长因子。

AP-1 的诱导依赖于 MAPK 信号通路。MAPK 信号通路包括几种不同蛋白激酶，它们通过 AP-1 将细胞外信号传递到细胞核下游。MAPK 的三个家族成员是 p38-MAPK、细胞外信号调节激酶（ERK）和 c-Jun 氨基末端激酶（JNK）。三个家族中的每一个都存在不同的亚型：p38-MAPK 包括 α、β、γ 和 δ 等亚型），JNK 包括 JNK1、JNK2 和 JNK3 等亚型，以及 ERK 有 ERK1/2 等亚型。ERK 倾向于佛波醇酯（其中许多是肿瘤促进剂）和生长因子（例如与 EGFR 结合的表皮生长因子 EGF 可导致 EGFR 内化，随后触发 ERK1/2 激活）产生响应[142,143]。另一方面，p38-MAPK 和 JNK 更倾向于对促炎细胞因子和 UV 等刺激产生响应[144,145]。因此，光致癌过程中的 AP-1 诱导主要通过 JNK 和 p38-MAPK 介导[146]。UVB 辐射引起细胞表面受体聚集或多聚化，通过 JNK 激活触发 MAPK 信号通路信号转导途径[147]。UVA 和 UVB 都具有诱导 p38MAPK 级联反应的能力，这种激活作用是通过 p38MAPK 的快速磷酸化来实现的，而不是通过增加 p38 蛋白合成来实现[148,149]。有研究使用亚致死剂量 UVB 处理人角质形成细胞后检测到两种基因的 mRNA 表达增加，这证实了 UVB 对直接编码 AP-1 成分的 MAPK 信号通路的下游靶点 c-fos

和 c-jun 具有影响。抗氧化剂 N- 乙酰半胱氨酸预处理可抑制 UVB 诱导的 JNK 激活。因此,ROS 的形成在机体对 UV 产生响应过程中的信号转导激活中起至关重要的作用[150]。

十五、PI3K 信号通路和 COX-2 激活

COX 对前列腺素、前列环素和血栓素限速反应的最初阶段起催化促进作用,所有这些反应产物都来源于花生四烯酸。COX 有两种亚型:COX-1 和 COX-2。COX-1 是主要的亚型,组成性地表达于大多数细胞中,它通常被认为是一种参与胃黏膜的细胞保护等功能的管家酶。

COX-2 在健康成人皮肤组织检测不到,但可被 UV 诱导产生,以及被细胞因子和生长因子上调表达。PGE2 是 COX-2 在皮肤中的主要产物,参与诱导增殖反应、防止细胞凋亡、促进炎症和引起血管生成。有研究在 AK、SCC 和 BCC 中检测到 COX-2 增加[151-153]。机体中存在至少两种独立的 UV 诱导 COX-2 激活的通路。这些通路包括 ROS 介导的非配体依赖性 EGFR 激活过程、p53 驱动诱导肝素结合 EGF(HB-EGF)过程和 AhR 激活过程。所有三种通路都涉及 EGFR 激活及其下游信号级联反应。除激活 MAPK 信号通路外,EGFR 还可激活磷酸肌醇 3- 激酶(PI3K)信号通路。哺乳动物 PI3K 是从所有真核生物的保守单一酶进化而来的脂质激酶。研究已经鉴定出三种 PI3K,包括 I ~ III 类。IV 类 PI3K 相关激酶(mTOR、ATM、ATR 和 DNA-PK)也是丝氨酸 / 苏氨酸激酶,但其成分是磷酸化蛋白质而非脂质的[154]。如 SKH-1 小鼠和 HaCaT 细胞[155-157]所示,UVB 可以快速触发 p38MAPK 和 PI3K 信号通路,因此,p38MAPK 被认为与 AP-1 诱导和 COX-2 激活有关。在 UVB 照射的 SKH-1 小鼠中,通过 AP-1 荧光素酶报告活性测定发现,p38MAPK 的局部抑制剂 SB202190 [4-(4- 氟苯基)-2-(4- 羟基苯基)-5-(4- 吡啶基)1H 咪唑]可使 AP-1 激活水平降低约 84%;PI3K 的局部抑制剂 LY294002 [2-(4-吗啉基)8- 苯基 -4H-1- 苯并吡喃 -4-酮],可使 AP-1 活性降低约 68%。通过蛋白质印迹分析发现,以上两种抑制剂均降低 COX-2 表达[155]。由于 UVA 对 COX-2 表达具有重要影响,与 UVB 相比,UVB 对于 COX-2 诱导过程中 ROS 的生成更为重要,据估计 70% 的日光诱导 COX-2 激活应归因于 UVA[158,159]。

十六、鸟氨酸脱羧酶和多胺生物合成通路

自从有研究观察到肿瘤促进剂可增强鸟氨酸脱羧酶(ODC)活性,多胺被认为与皮肤致癌有关。ODC 是多胺生物合成通路中的限速酶。它将 L- 鸟氨酸转化为腐胺,使精胺

生成增加[160]。精胺引起突变角质形成细胞的胞体生长和数量增殖。与周龄匹配的对照小鼠相比，对接受长达 27 周慢性 UVB 暴露的 SKH 小鼠给予 HR-1 可使表皮 ODC 的基础水平升高 350 倍[161]。此外，向 UVB 照射的 PTCH1 ± 小鼠给予自杀性 ODC 抑制剂 α- 二氟甲基鸟氨酸（DFMO）口服处理，可使 UVB 诱导的 NMSC 数量减少至载体处理对照组观察数据的 40%[162]。在人体研究中，对光化性损伤患者给予 DFMO 口服长达 4 年，可使 BCC 发病率减少 30% 以上[163]。

十七、光免疫学

光免疫学即光子与免疫系统之间的相互作用，其源于探索 UVB 诱发皮肤癌背后机制的实验[164,165]。1974 年，Kripke 报道，UV 照射的小鼠发生的皮肤癌不能移植到免疫功能正常的周龄和性别匹配的同基因受体小鼠身上。相反，移植的 UV 诱导肿瘤仅在免疫功能低下的小鼠中生长，向这些免疫功能低下的宿主给予淋巴细胞干预可延缓肿瘤生长[166]。随后的一项研究表明，接受亚致癌剂量 UVR 干预的小鼠不能完全排斥高抗原性的 UV 诱导肿瘤的移植[167]。因此，有人提出免疫系统被抑制是光致癌过程所必需的，因为 UV 照射后发生的皮肤肿瘤具有很高的抗原性，需要长时间才能发展形成[168]。这些高抗原性肿瘤不产生免疫破坏作用，表明 UVR 导致了免疫监视中断。此外，UVB 产生的免疫抑制作用是全身性的，因为与未处理的对照小鼠相比，进行静脉注射 UV 诱导的纤维肉瘤后，UV 照射的正常同基因小鼠体内产生了更多肺转移产生的肺转移比，且该现象呈剂量依赖性[169]。

（一）UVR 和细胞介导的免疫反应

通过研究 UV 对迟发型超敏反应（DTH）和接触性超敏反应（CHS）诱导的影响，人们获得了支持 UVR 免疫抑制特性相关机制的数据。DTH 和 CHS 都是 T 细胞介导的超敏反应，它们为获得反映小鼠和其他啮齿动物中的细胞介导的免疫功能的可量化结果提供了方法。CHS 和 DTH 反应由抗原特异性效应 T 细胞产生，并且可以通过纯化的 T 细胞从先前致敏的、同基因供体小鼠中过继移植受体小鼠。UVB 可以阻碍 CHS 和 DTH 的诱导。单剂量 UVB 辐射后 3~15 天内，使用二硝基氟苯（DNFB）或三硝基氯苯（TNCB）等实验性半抗原致敏的小鼠中 CHS 出现剂量依赖性抑制[164]。使用小鼠和豚鼠进行的多项研究证实了 UVB 照射后机体 DTH 和 CHS 的受损[170-176]。

UVB 免疫抑制特性背后的机制基础可以用三类 UVB 驱动效应来解释：抗原呈递细胞（APC）功能的直接损伤、抗原特异性 T 调节细胞（Treg 细胞，以前称为抑制因子 T 细胞）的诱导，以及调控 APC 和 Treg 细胞的可溶性介质生成的变化。

(二) 对 APC 功能的直接损害

皮肤暴露于 UVR 会破坏皮肤中的树突状网络,从而损害 APC 的功能。在皮肤接触半抗原或抗原的过程中,皮肤树突状细胞在迁移到区域淋巴结过程中"吸收"并处理抗原。最初,朗格汉斯细胞被认为是效应 T 细胞的主要抗原呈递细胞。最近的研究表明,情况可能并非如此[177-179]。相反,位于真皮中的树突细胞可能是皮肤 CHS 和 DTH 反应的主要抗原呈递细胞。由于抗原呈递是启动细胞介导的免疫应答的必要步骤,UVR 损害树突细胞的抗原呈递功能的这一发现获得了大量关注。Toews 及其同事[176]观察到,当预先通过皮肤 UVB 暴露使小鼠致敏时,DNFB 对小鼠 CHS 的诱导作用受损。实验观察到的免疫抑制作用是持续性的和抗原特异性的,这意味着该过程涉及了免疫耐受的诱导且是由 Treg 细胞介导[170]。

(三) 抗原特异性 T 调节细胞的诱导

UVR 通过 Treg 细胞的正常激活来抑制免疫应答,主动诱导抗原特异性免疫抑制。如前所述,UV 诱导的肿瘤具有高度抗原性,仅能移植到免疫抑制或 UVB 照射的小鼠中。将 UV 照射小鼠的 T 细胞转移到同基因受体小鼠时,UV 诱导的肿瘤能稳定生长,表明小鼠体内产生了能促进 UV 诱导的肿瘤生长的 Treg 细胞[180]。有趣的是,UV 照射不会影响小鼠中排斥非 UV 诱导肿瘤的能力。因此,人们认为 UV 照射导致机体对 UV 诱导肿瘤的免疫无应答是特异性的而非普遍性[181,182]。

UVR-Treg 细胞的表征分析显示其包括两种不同的细胞谱系。其中一种细胞谱系表达其表型标志物 CD4、CD25、转录因子 Foxp3 和一种负向调节标志物 CTLA-4(CD152),其他一些已鉴定的表面标志物包括 GITR、神经肽和 CD62L[183]。第二组抗原特异性免疫抑制细胞表达 T 细胞标记物 CD3 和自然杀伤(NK)细胞标记物 DX5(CD49b)。因此,它们被称为 NKT 细胞[184]。最近,据报道 UVB 照射的小鼠角质形成细胞上 RANKL 的表达增加以及引流淋巴结中 CD4+CD25+T 细胞增加[185]。因此,除了细胞因子释放的特征性作用之外,角质形成细胞还可能在 UVR-Treg 细胞的诱导中发挥作用。

(四) 可溶性免疫介质的生成

UVR 诱导的 Treg 细胞和 UV 照射的角质形成细胞通过释放能够抑制细胞介导免疫应答的细胞因子和其他可溶性介质来促进免疫抑制。CD4+CD25+CTLA4+FoxP3+UVR-Treg 细胞通过分泌免疫抑制性的 IL-10 发挥作用。在 UVB 暴露后 CD11b+ 巨噬细胞聚集在皮肤中,它被实验室鉴定为 IL-10 的其他来源[186-189]。UV 照射后 NKT 亚群的免疫抑制作用取决于其释放 IL-4 的作用,IL-4 是一种 TH2 细胞因子可抑制 DTH 和细胞的抗肿瘤活性[190]。TLR3 是角质形成细胞上发现的细胞表面受体,也与 UVB 介导的免疫抑制有关[138,164]。TNF-α 可能是通过其与膜受体 TNFR2 的相互作用发挥其免疫抑制作用[191]。

TLR 在 UV 响应中起重要作用。通过 TLR 传递的信号导致 IL-10 和 TNF-α 的生成增加。TLR3 是角质形成细胞上发现的细胞表面受体，也与 TNF-α 介导的免疫抑制有关[192]。

(五) DNA 是 UVB 诱导的免疫抑制的生色团

目前的证据支持 DNA 是 UV 诱导的免疫抑制的生色团这一概念。根据各种观察结果发现：① DNA 损伤和 UV 诱导免疫抑制的作用光谱非常相似[193]；②在动物模型中，外源性给予 DNA 修复酶可逆转 UVB 诱导的免疫抑制作用[194]；③ IL-12、IL-23 和 IL-18 这些细胞因子都增强了 NER 相关酶的诱导并促进了从 UV 照射的皮肤中 CPD 去除，防止小鼠中紫外线介导的 CHS 抑制[195-200]；④ XP（一种 DNA 修复存在遗传缺陷的疾病）患者，也存在 DTH 受损、循环 CD4/CD8T 细胞比率降低，NK 细胞功能受损和干扰素 -γ 产生受损[201]；⑤ UVR 刺激表皮产生顺式尿苷酸、血小板活化因子和血清素，这些成分均通过干扰 DNA 损伤的修复产生免疫抑制作用[168,202]。

(六) 免疫抑制：人类光致癌发生的危险因素

免疫系统的抑制在人类光致癌发生中起着重要作用。例如，HIV 患者

NMSC 的风险增加（校正比率为 2.1，95%CI：1.9~2.3），与 CD4 计数下降呈反比[203]。长期免疫抑制的器官移植患者发生 SCC 的可能性增加 65~250 倍，发生 BCC 的可能性增加 10 倍[204]。免疫抑制治疗的过程越长，NMSC 发生的风险就越大。此外，与普通人群相比免疫抑制患者中 SCC 转移的发生率更高[205,206]。此外，研究显示硫唑嘌呤和环孢素均能抑制 CPD 修复[207,208]。

同样，淋巴瘤患者的免疫反应也受到抑制，他们患 NMSC 的风险增加[209]。在既往曾患皮肤癌而目前健康的个体中发现了细微的免疫缺陷。它们对皮肤试验抗原的反应减少，对实验性接触性致敏剂二硝基氯苯的敏感性降低[140,210]。研究发现在 BCC 中肿瘤岛周围 Treg 细胞数量增加[211]。此外，接受 PUVA 处理的个体对接触性过敏原免疫反应率降低[212]，其外周循环 CD4+T 细胞数量减少[213,214]。

十八、可选的治疗方案

光致癌研究的主要目标是开发更好的方法以防治这些肿瘤。

(一) 目前可用于 NMSC 及其前驱病变的治疗方案

目前可用于 NMSC 的治疗方法主要是外科手术：包括切除手术、莫氏显微外科手术或电切刮除术。然而，对于不适合进行手术或手术预后较差的患者，还有许多非手术方案可供选择。这

些方案包括局部应用咪喹莫特、冷冻疗法和放射疗法。最近，有两种针对晚期和转移性 BCC 的治疗药物维莫德吉（vismodegib）和索尼德吉（sonigeb）已获得 FDA 批准使用。这两种药物都是刺猬因子的通路的小分子抑制剂。需要注意的是，大多数非手术方案的治疗方法的效果都不如手术切除。关于 NMSC 当前治疗方式的详细内容不在本次综述的讨论范围，读者可参考其他参考文献，获取讨论 AK 和 NMSC 的当前治疗方式的更详细的信息[215-220]（表 8-1）。

表 8-1　筛选出的 NMSC 和前驱病变的研究性治疗方案

药物名	推荐适应症	作用机制	研究状态
雷西莫特[a][221]	AK	TLR7 和 TLR8 激动剂。体外实验显示其比咪喹莫特更强效的 IL-12，TNF-α 和 INF-γ 的诱导剂	Ⅱ期（已完成）
Dz13[b][222,223]	BCC	结合 c-jun mRNA 并将其切割的脱氧核酶（DNAzyme）	Ⅰ期（已完成）
伊曲康唑[224,225]	BCC	Hedgehog 信号通路抑制剂 作为 SMO 的反向激动剂并阻止其形成纤毛积聚	Ⅱ期（已完成）
西妥昔单抗[226-228]	SCC	抗 EGFR 单克隆抗体	Ⅱ期（已完成）
帕尼单抗[229,230]	SCC	抗 EGFR 单克隆抗体	Ⅱ期（已完成）
吉非替尼[231]	SCC	EGFR 酪氨酸激酶抑制剂	Ⅱ期（已完成）

[a] 以局部用药方式进行研究。
[b] 以肿瘤内注射用药方式进行研究。
除非另有说明，否则都是以全身性用药方式进行研究。

（二）光致癌作用的化学预防方法

由于与 NMSC 的发病率、治疗成本和治疗相关并发症发生率较高，人们一直在努力研究其预防方法。由于 UV 照射是光致癌的最大可变风险因素，因此各医疗保健组织一致努力于对公众进行健康教育以使公众了解阳光和人造 UV 光源过度暴露的危害。这些健康教育内容包括，指导患者避免过度日晒和停止美黑，避免在 UV 强度高峰时段（即上午 10 点至下午 4 点）进行户外活动，尽可能在阴凉区域进行户外活动，并使用衣物防护或涂抹防晒霜进行防护。尽管人们采用了这些预防方法，但人群中 NMSC 的发病率仍在上升，因此，针对光致癌的化学预防剂的鉴定研究是一个活跃的研究领域。化学预防方法是指通过饮食或药物干预预防癌症。由于化学预防中存在发病风险的个体需要长期使用这些药物，理想的化学预防剂具有高效、毒性微弱或无毒性、使用方式方便、成本低且个体易于接受等特点[232]。

1. 防晒霜和其他光保护剂的使用

防晒霜自 1928 年问世，是安全且广泛的光保护剂。防晒行业最初专注于提高其产品的防晒指数（SPF）和 UVB 防护能力。最近，由于研究发现 UVA 暴露在光致癌中也起着重要作用，因此防晒霜行业的研究重点已转移到增强产品的 UVB 防护能力。UVB 的防护能力是使用 SPF 进行分级的。各国对 UVA 防护等级进行划分的方法不同，例如日本采用 UVA 光防护指数（PFA）；英国和爱尔兰采用 Boots 星级评分；美国采用临界波长法。防晒产品是将具有光保护作用的有机成分和无机成分（如二氧化钛和氧化锌）混合于药物载体赋形剂中生产出来的，其具有广谱光保护作用[233]。

然而，研究显示防晒霜只对 SCC 提供一定保护，几乎没有证据显示它们可以降低 BCC 的发病率[234-238]。此外，有一项横断面研究对 1 034 名受试者进行了 1~2 年随访，调查评估了 AK/SCC 的发病率和变化情况，控制混杂因素后的分析显示，使用防晒霜或衣物防护对 AK/SCC 发生没有保护作用[239]。此外，自 20 世纪 90 年代以来，在美国和英国防晒霜的人均购买量有所增加，而 NMSC 的发病率仍持续上升，这导致许多人开始质疑防晒霜在预防 NMSC 方面的有效性[240]。

2. 针对光致癌的研究性化学预防剂

多年来，许多不同国家的医疗保健研究人员都认为需要寻找防晒霜和其他光保护措施的替代方法。这些药物被列在表 8-2 和表 8-3 中。研究已对批准用于其他适应证的药物和膳食补充剂的光防护作用进行了调查。研究已经对其中几种药物对人体皮肤癌的化学预防活性进行了评估。

表 8-2　筛选出的针对光致癌作用的研究性化学预防剂（药物）

药物名	作用机制	研究状态
塞来昔布[241,242]	可逆性选择性 COX-2 抑制剂。非甾体类抗炎药（NSAID）	III 期（已完成）
维甲酸[a][243]	维生素 A 衍生物。具有抗增殖作用，并能够使毛囊上皮正常分化和角化	III 期，由于治疗组全因死亡率增加而终止
依曲替酸[244]	维生素 A 衍生物和单芳族类视黄醇。具有抗增殖作用，并能够使毛囊上皮正常分化和角化	III 期（已完成）（Clinical Trials.gov 编号：NCT00644384 和 NCT00003611）
T4N5[a][245-249]	嘧啶二聚体特异性 DNA 糖基化酶。结合 CPD 并在其 5' 末端进行碱基切除（碱基切除修复）	预防肾移植患者 NMSC 复发的 II 期（试验 Clinical Trials.gov 编号：NCT00089180）
DFMO[163]	ODC 抑制剂。降低组织中多聚胺的浓度	III 期（已完成）

[a] 以局部用药方式进行研究。

除非另有说明，否则均以全身性用药方式进行研究。

表 8-3   筛选出的针对光致癌的研究化学预防剂(膳食补充剂)

名称	作用机制	研究状态
葡萄成分(如原花青素,白藜芦醇)[250-256]	减少 UVB 诱导的脂质过氧化,增加细胞凋亡,增加 CPD 修复,以 TLR-4 依赖性方式增强细胞介导的免疫应答,抑制 CD4+CD25+Treg 细胞功能,抑制 TGF-β 合成,增加 IL-2,IL-12 和 IFN-γ 水平	临床前
绿茶多酚[如(-)-表没食子儿茶素 -3- 没食子酸酯][251,257]	以 IL-12 依赖性方式诱导 NER 并抑制 UV 诱导的免疫抑制。抑制血管生成因子:MMP 和 VEGF。抑制 UVB 暴露后 AP-1,ODC 和 COX-2 的诱导	临床前
石榴[258-264]	石榴科果实,含有可水解的自由基清除剂单宁、多酚和临床前花青素。减少 CPD 和 8-oxoG 形成。抑制 MMP-2,MMP-9,COX-2 和 ODC。抑制 UVB 介导的 JNK1/2,ERK1/2 和 p38 的磷酸化。还抑制 UVB 介导的 MAPK 磷酸化和 NF-κB 的激活	临床前
烟酰胺(维生素 B_3)[265-273]	防止 UV 诱导的 ATP 耗竭,促进细胞进程,如需要大量 ATP 的 DNA 修复。作为双链和单链 DNA 链断裂的分子传感器——聚腺苷二磷酸核糖聚合酶(PARP)的反应底物。PARP 是维持基因组稳定性所必需的	阶段 III[a](澳大利亚、新西兰临床试验注册:ACTRN/26/2000625 875)
水飞蓟素[274-276]	奶蓟衍生物。通过诱导 NER 而抑制 UV 诱导的免疫抑制。通过抑制 CD11b+ 细胞(激活的巨噬细胞和中性粒细胞)浸润而抑制 UVB 诱导的氧化应激。上调 IL-2 和 IFN-γ 的分泌。下调 UVB 诱导的 NF-κB 信号通路信号转导、COX-2 表达、IL-10 分泌	临床前
水龙骨属植物[277-282]	热带蕨叶衍生物。减少 CPD 形成。下调 UV 诱导的一氧化氮和 TNF-α 的生成以及 AP-1 和 NF-κB 激活。抑制 MMP-1,2,3 和 9,COX-2。增强 UV 照射后 p53 的表达	临床前

塞来昔布

塞来昔布是一种选择性 COX-2 抑制剂,自 1998 年以来在美国上市,用于治疗骨关节炎、类风湿关节炎、强直性脊柱炎和青少年特发性关节炎等炎症疾病。对塞来昔布的随机、双盲、安慰剂对照研究已经完成。该研究将携带 10~40 个 AK 病变且既往经组织学诊断至少存在一个 AK 或 NMSC 病变的 240 名受试者随机分为两组,两组受试者分别服用塞来昔布或安慰剂 9 个月,再随访 2 个月。在入组的第 11 个月时,塞来昔布试验组的 NMSC 发生率低于安慰剂组(率比为 0.41,95% CI:0.23~0.72),这些发现具有统计学意义(P=0.002)。结果还显示,塞来昔布试验组 SCC 和 BCC 发生率也比较低,率比分别为 0.42(95% CI:0.19~0.93)和 0.40(95% CI:0.18~0.93),结果也具有统计学意义(P=0.032)。两组之间严重不良事件和心血管事件发生率没有显著差异[242]。尽管实验结果显示塞来昔布很有希望用于皮肤癌治疗，但塞来昔布的可行性必须与其潜在后果相平衡，因为长期服用 COX-2 抑制剂会增加严重心血管和胃肠道事件的发生风险[283-285]。

α- 二氟甲基鸟氨酸（DFMO）

DFMO 是一种降低组织中多聚胺浓度的 ODC 抑制剂，已有一项随机、双盲、安慰剂对照的研究调查了其作为 NMSC 的预防剂的效果，该研究纳入了 291 名既往有 NMSC 病史的受试者。DFMO 组（260 个新发 NMSC）和安慰剂组（363 个新发 NMSC）之间主要终点——新发 NMSC 数量没有显著差异（$P=0.069$）。然而，新发 BCC 数量的差异具有统计学显著性（$P=0.03$）。但 DFMO 组还发现存在轻微而临床不明显的耳毒性，是该药物治疗的较显著的副作用[163]。

维甲酸类局部应用

退伍军人事务局进行的维甲酸局部应用化学预防（VATTC）试验是一项随机、盲法、安慰剂对照研究，纳入 1 131 名既往至少有两个 NMSC 病变的受试者（平均年龄 71），他们先前通过试验评估了 0.1% 维甲酸局部应用作为化学预防剂的可能疗效。维甲酸是一类具有维生素 A 活性的天然或合成化合物，具有抗增殖和促凋亡作用。VATTC 试验的主要终点是发现新发 BCC 和 SCC。遗憾的是，维甲酸治疗组和安慰剂治疗组之间在 BCC 和 SCC 发病率方面没有统计学意义的显著差异。此外，由于干预组的全因死亡率增加（风险比 1.54，干预组和对照组的死亡例数为 82 比 53）且具有统计学意义（$P<0.01$），试验提前终止。尽管研究对该现象进行了全面分析，但对死亡率增加未能提出合理解释[243]。

类视黄醇口服应用

已经证明口服类视黄醇可以非常有效地抑制肾移植患者[286,287]和 XP 患者[288]中 NMSC 发生。有一项对皮肤癌高危的健康人群的早期研究显示，对现患皮肤癌的患者给予高剂量异维甲酸治疗[平均剂量 3.1mg/（kg·d）]8 个月，可显著降低一部分患者在治疗期间新发皮肤癌的发病率[289]。然而，如此高剂量下异维甲酸的毒性较大，这限制了其临床应用。Tangrea 等人研究了较低剂量的异维甲酸（每日 10mg，连续 3 年）对皮肤癌的临床疗效[290]，与安慰剂相比，较低剂量的异维甲酸未能降低 BCC 的发病率。为了用于预防皮肤癌，针对新型类视黄醇药物的研究仍在进行。动物模型实验显示乙酰化类视黄醇他扎罗汀可显著减少 UV 和电离辐射导致的新发 BCC[291]。这些发现与一项人体开放标签试验的结果一致，在接受他扎罗汀应用治疗 8 个月后，30 例散发性 BCC 患者中有 16 例患者的 BCC 消退[292]。在其他一些研究显示，患有至少两个 BCC 或 SCC 病变的患者在 2 年内接受每周 5 次 25mg 依曲替酸口服治疗不能明显减少新发 NMSC[244]。由于类视黄醇抑制多种组织中的肿瘤生长，因此对具有较低毒性的维生素 A 衍生物的研究仍在继续[293-295]。

T4 核酸内切酶 V

已在人体中进行研究的另一个值得关注的药物是噬菌体 T4 核酸内切酶 V（T4N5）局部应用药剂。T4N5 是一种嘧啶二聚体特异性 DNA 糖基化酶，其结合 CPD 并在 CPD 5' 末端进行碱基切除。因此，局部应用 T4N5 可增加受损 DNA 诱导的碱基切除修复。有人对 30 名 XP 患者进行了为期一年的前瞻性、多中心、双盲研究。20 例患者被分配到治疗组，予 T4N5 脂质体洗剂治疗，10 例患者被分配到对照组，予安慰剂乳液干预。治疗组新发 AK 的平均年发病率降低了 68%，新发 BCC 的平均年发病率降低了 30%。治疗组中 BCC 和 AK 的发病率减少均具有统计学意义。治疗组未发现明显的不良反应[248]。

烟酰胺

烟酰胺是烟酰胺腺嘌呤二核苷酸（NAD）的前体，NAD 是一种普遍存在的 Kreb 循环中 ATP 合成所需的辅酶。体外研究表明烟酰胺可增强需要大量的 ATP 的 DNA 修复过程[270]，并防止小鼠光致癌和光免疫抑制[265,268,269]。

这些发现在 ONTRAC（口服烟酰胺减少光化性癌症）试验中得到了验证，ONTRAC 试验是一项研究口服烟酰胺预防 NMSC 的疗效的 III 期双盲随机临床试验。烟酰胺来源于烟酸（尼

克酸或维生素 B_3）。ONTRAC 纳入 386 名携带 ≥2 个 NMSC 病变的免疫功能正常的受试者。受试者被随机分为 2 组，治疗组予口服烟酰胺 500mg 每天 2 次，对照组予口服安慰剂治疗 12 个月。不同干预组之间的相对降低比率（RRR）为 0.23（95%CI：0.04~0.38），对 NMSC 病史和研究地点进行校正后的 RRR 具有统计学意义（P=0.02）。研究也观察到 BCC（RRR=0.20，95%CI：−0.06~0.39）和 SCC（RRR=0.30，95%CI：0~0.51）的发生减少，然而只有 SCC 的减少具有统计学意义（P=0.05）。治疗组的 AK 数量在 12 个月时减少了 13%（P<0.005）。两组患者的不良事件没有差异[296]。

十九、总结

由日驱驱动的光致癌作用是 BCC 和 SCC 发病机制的基础。我们已经描述了光致癌的三个阶段：启动、促进和进展（图 8-7）。在光致癌的启动期间，UV，主要是 UVB，诱导角质形成细胞的 DNA 损伤，主要表现为形成 CPD 和 6-4PP。当 DNA 损伤未被修复时，带有这些损伤的 DNA 被复制，产生携带 UV 特征突变（C→T 或 CC→TT）单碱基或串联碱基替换的 DNA 拷贝。这些损伤可以导致控制细胞增殖、调节或分化的基因突变，进而导致严重后果。$TP53$（SCC 和 BCC）和 $PTCH$（BCC）构成含有光致癌关键起始突变的基因位点。在光致癌的促进期间，重复的 UV 暴露会引起慢性

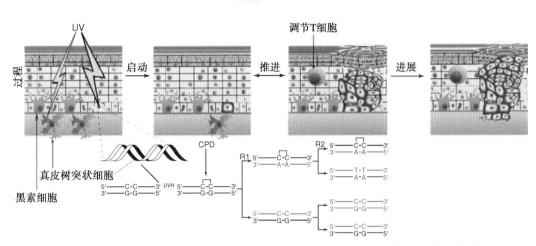

图 8-7　光致癌过程概述。UV,紫外线;CPD,环丁烷嘧啶二聚体;R1,并可能发生
第一轮 DNA 复制;R2,第二轮 DNA 复制

炎症,促进光致癌启动细胞的克隆增殖。UV 诱导激活转录因子 NF-κB 和 AP-1,触发信号通路信号转导,增加炎症反应并促进突变角质形成细胞增殖。促进阶段的结果是发生 AK,一种可逆的癌前病变。在进展阶段,癌前病变细胞与癌细胞相关的遗传不稳定性和基因变化(即获得性染色体畸变)。癌前病变细胞通过 EMT 增加其迁移能力。在此阶段,血管生成的诱导也是必不可少的。ODC 和 COX-2 的诱导也与光致癌的促进和进展阶段有关。进展阶段的最终产物是发生侵袭性 SCC。一般认为 BCC 的从头发生的过程中不出现前驱病变。

　　光致癌的所有三个阶段的进展通常需要几年到几十年,其启动阶段是快速的,但促进和进展阶段是缓慢限速的。只有一小部分 UV 诱导的光产物会引起突变。切除修复的重要性在

XP(由七个不同的 NER 互补组中的任何一个的种系突变引起的疾病)患者中得到了验证。XP 患者早在 3~5 岁时就因日晒暴露出现皮肤日光性损伤和 NMSC,他们的寿命显著缩短,并可能发生许多其他并发症。

　　UV 诱导的免疫监视缺陷也参与皮肤癌的发生。重复 UV 照射会使免疫防御失活,使肿瘤细胞生长并发展为侵袭性皮肤癌。UV 照射可引起角质形成细胞产生可溶性的免疫抑制介质。UV 还通过皮肤树突细胞直接损害 APC 功能,并诱导抗原特异性 Treg 细胞激活。

　　目前可用的 NMSC 治疗方案主要是手术治疗。也可选择非手术治疗方法,但治疗效果较差。这些非手术治疗方法包括局部应用咪喹莫特、冷冻疗法和放射疗法。最近,针对晚期和转移性 BCC 治疗的维莫德吉和索尼德吉的全

身性应用已获得 FDA 批准。

尽管防晒霜可被广泛使用,但其对 AK 和 SCC 具有一定保护作用。因此,需要研究寻找防晒霜和其他光保护措施的替代品。针对光致癌的研究性化学预防剂包括：塞来昔布、DFMO、T4N5 和口服烟酰胺。葡萄成分、绿茶多酚和石榴等膳食补充剂的研究也在进行中。近来 NMSC 的发病率不断上升,但最近的研究进展为光致癌提供了许多有前景的化学预防靶点,值得在未来进一步研究。

参考文献

1. Rogers HW, Weinstock MA, Feldman SR, Coldiron BM. Incidence estimate of nonmelanoma skin cancer (keratinocyte carcinomas) in the US population, 2012. JAMA Dermatol. 2015;151(10):1081–6. doi:10.1001/jamadermatol.2015.1187.
2. American Cancer Society. Cancer facts & figures 2015. Atlanta: American Cancer Society; 2015.
3. Leiter U, Garbe C. Epidemiology of melanoma and nonmelanoma skin cancer—the role of sunlight. In: Reichrath J, editor. Sunlight, vitamin D and skin cancer. New York, NY: Springer; 2008. p. 89–103.
4. Christenson LJ. Incidence of basal cell and squamous cell carcinomas in a population younger than 40 years. JAMA. 2005;294:681. doi:10.1001/jama.294.6.681.
5. Collins GL, Nickoonahand N, Morgan MB. Changing demographics and pathology of nonmelanoma skin cancer in the last 30 years. Semin Cutan Med Surg. 2004;23:80–3.
6. Niederhuber JE, Armitage JO, Doroshow JH, et al. Abeloff's clinical oncology. 5th ed. Philadelphia, PA: Elsevier; 2014.
7. Rhee JS, Matthews BA, Neuburg M, et al. Creation of a quality of life instrument for nonmelanoma skin cancer patients. Laryngoscope. 2005;115:1178–85. doi:10.1097/01.MLG.0000166177.98414.5E.
8. Guy GP, Machlin SR, Ekwueme DU, Yabroff KR. Prevalence and costs of skin cancer treatment in the U.S., 2002−2006 and 2007−2011. Am J Prev Med. 2015;48:183–7. doi:10.1016/j.amepre.2014.08.036.
9. Altmeyer P, Hoffmann K, Stücker M, editors. Skin cancer and UV radiation. Berlin, NY: Springer; 1997.
10. Norval M, Kellett P, Wright CY. The incidence and body site of skin cancers in the population groups of South Africa: skin cancers in South Africa. Photodermatol Photoimmunol Photomed. 2014;30:262–5. doi:10.1111/phpp.12106.
11. Madan V, Lear JT, Szeimies R-M. Non-melanoma skin cancer. Lancet. 2010;375:673–85. doi:10.1016/S0140-6736(09)61196-X.
12. Goldsmith LA, Fitzpatrick TB. Fitzpatrick's dermatology in general medicine. New York: McGraw-Hill Medical; 2012.
13. Urbach F. The historical aspects of photocarcinogenesis. Front Biosci. 2002;7:e85–90.
14. Findlay GM. Ultra-violet light and skin cancer. CA Cancer J Clin. 1979;29:169–71.
15. Roffo A. Carcinomes et Sarcomes provoques par l'action du Soleil in toto. Bull Cancer. 1934;23:590–616.
16. Alberts B, editor. Molecular biology of the cell. 5th ed. Garland Science: New York; 2008.
17. Knudson AG. Hereditary cancer: two hits revisited. J Cancer Res Clin Oncol. 1996;122:135–40. doi:10.1007/BF01366952.
18. Schwab M (ed) (2011) Encyclopedia of cancer, 3rd ed. Springer, Heidelberg, NY.
19. National Institute of Environmental Health Sciences. National toxicology program (U.S.). 2014. Report on carcinogens.
20. Lim HW, Hönigsmann H, Hawk JLM. Photodermatology. New York: Informa Healthcare USA; 2007.
21. Strickland PT. Photocarcinogenesis by near-ultraviolet (UVA) radiation in Sencar mice. J Invest Dermatol. 1986;87:272–5.
22. Willis I, Menter JM, Whyte HJ. The rapid induction of cancers in the hairless mouse utilizing the principle of Photoaugmentation. J Invest Dermatol. 1981;76:404–8. doi:10.1111/1523-1747.ep12520945.
23. Cleaver JE. Defective repair replication of DNA in xeroderma pigmentosum. Nature. 1968;218(5142):652–6.
24. Cleaver JE. Xeroderma pigmentosum: a human disease in which an initial stage of DNA repair is defective. 1969;63(2):428–35.
25. Shacter E, Weitzman SA. Chronic inflammation and cancer. Oncology (Williston Park). 2002;16:217–226, 229. discussion 230–232.
26. Johnson TM, Rowe DE, Nelson BR, Swanson NA. Squamous cell carcinoma of the skin (excluding lip and oral mucosa). J Am Acad Dermatol. 1992;26:467–84.
27. Lee JM. The epithelial-mesenchymal transition: new insights in signaling, development, and disease. J Cell Biol. 2006;172:973–81. doi:10.1083/jcb.200601018.
28. Turro NJ, Ramamurthy V, Scaiano JC. Principles of molecular photochemistry: an introduction. Sausalito, CA: University Science Books; 2009.
29. Hsu TC, Young MR, Cmarik J, Colburn NH. Activator protein 1 (AP-1)- and nuclear factor kappaB (NF-kappaB)-dependent transcriptional events in carcinogenesis. Free Radic Biol Med. 2000;28:1338–48.
30. Pfafflin JR, Ziegler EN. Encyclopedia of environmental science and engineering. New York: Taylor

& Francis; 2006.

31. Preedy VR. Aging oxidative stress and dietary anti-oxidants. Burlington: Elsevier Science; 2014.

32. Blum H. Carcinogenesis by ultraviolet light. Princeton: Princeton University Press; 1959.

33. Freeman RG. Data on the action spectrum for ultraviolet carcinogenesis. J Natl Cancer Inst. 1975;55:1119–22.

34. de Gruijl FR. Action spectrum for photocarcinogenesis. Recent Results Cancer Res. 1995;139:21–30.

35. de Gruijl FR, Sterenborg HJ, Forbes PD, et al. Wavelength dependence of skin cancer induction by ultraviolet irradiation of albino hairless mice. Cancer Res. 1993;53:53–60.

36. Black HS, deGruijl FR, Forbes PD, et al. Photocarcinogenesis: an overview. J Photochem Photobiol B. 1997;40:29–47.

37. de Laat A, van der Leun JC, de Gruijl FR. Carcinogenesis induced by UVA (365-nm) radiation: the dose-time dependence of tumor formation in hairless mice. Carcinogenesis. 1997;18:1013–20.

38. van Weelden H, de Gruijl FR, van der Putte SC, et al. The carcinogenic risks of modern tanning equipment: is UV-A safer than UV-B? Arch Dermatol Res. 1988;280:300–7.

39. Setlow RB, Grist E, Thompson K, Woodhead AD. Wavelengths effective in induction of malignant melanoma. Proc Natl Acad Sci U S A. 1993;90:6666–70.

40. Colantonio S, Bracken MB, Beecker J. The association of indoor tanning and melanoma in adults: systematic review and meta-analysis. J Am Acad Dermatol. 2014;70:847–857.e1–18. doi:10.1016/j.jaad.2013.11.050.

41. Wehner MR, Shive ML, Chren M-M, et al. Indoor tanning and non-melanoma skin cancer: systematic review and meta-analysis. BMJ. 2012;345:e5909.

42. de Gruijl FR, Van Der Meer JB, Van Der Leun JC. Dose-time dependency of tumor formation by chronic UV exposure. Photochem Photobiol. 1983;37:53–62. doi:10.1111/j.1751-1097.1983.tb04433.x.

43. Armstrong BK, Kricker A. The epidemiology of UV induced skin cancer. J Photochem Photobiol B. 2001;63:8–18.

44. Gallagher RP, Hill GB, Bajdik CD, et al. Sunlight exposure, pigmentary factors, and risk of nonmelanocytic skin cancer. I. Basal cell carcinoma. Arch Dermatol. 1995;131:157–63.

45. Diffey BL. Solar ultraviolet radiation effects on biological systems. Phys Med Biol. 1991;36:299–328.

46. Urbach F. Ultraviolet radiation and skin cancer of humans. J Photochem Photobiol B. 1997;40:3–7.

47. Lee SG, Ko NY, Son SW, et al. The impact of ozone depletion on skin cancer incidence in Korea. Br J Dermatol. 2013;169:1164–5. doi:10.1111/bjd.12472.

48. US Environmental Protection Agency. Updating ozone calculations and emissions profiles for use in the atmospheric and health effects framework model. Washington, DC: U.S. Environmental Protection Agency; 2015.

49. Hill DJ, Elwood JM, English DR, editors. Prevention of skin cancer. Dordrecht; Boston: Kluwer Academic Publishers; 2004.

50. Wehner MR, Chren M-M, Nameth D, et al. International prevalence of indoor tanning: a systematic review and meta-analysis. JAMA Dermatol. 2014;150:390. doi:10.1001/jamadermatol.2013.6896.

51. Cowan DO, Drisko RL. Elements of organic photochemistry. New York: Plenum Press; 1976.

52. Beukers R, Eker APM, Lohman PHM. 50 years thymine dimer. DNA Repair. 2008;7:530–43. doi:10.1016/j.dnarep.2007.11.010.

53. You YH, Lee DH, Yoon JH, et al. Cyclobutane pyrimidine dimers are responsible for the vast majority of mutations induced by UVB irradiation in mammalian cells. J Biol Chem. 2001;276:44688–94. doi:10.1074/jbc.M107696200.

54. Sinha RP, Häder DP. UV-induced DNA damage and repair: a review. Photochem Photobiol Sci. 2002;1:225–36.

55. Gould JW, Mercurio MG, Elmets CA. Cutaneous photosensitivity diseases induced by exogenous agents. J Am Acad Dermatol. 1995;33:551–73. quiz 574–576.

56. Ley RD, Peak MJ, Lyon LL. Induction of pyrimidine dimers in epidermal DNA of hairless mice by UVB: an action spectrum. J Invest Dermatol. 1983;80:188–91.

57. de Gruijl FR, Van der Leun JC. Estimate of the wavelength dependency of ultraviolet carcinogenesis in humans and its relevance to the risk assessment of a stratospheric ozone depletion. Health Phys. 1994;67:319–25.

58. Young AR, Chadwick CA, Harrison GI, et al. The similarity of action spectra for thymine dimers in human epidermis and erythema suggests that DNA is the chromophore for erythema. J Invest Dermatol. 1998;111:982–8. doi:10.1046/j.1523-1747.1998.00436.x.

59. Bachelor MA, Bowden GT. UVA-mediated activation of signaling pathways involved in skin tumor promotion and progression. Semin Cancer Biol. 2004;14:131–8. doi:10.1016/j.semcancer.2003.09.017.

60. Mouret S, Baudouin C, Charveron M, et al. Cyclobutane pyrimidine dimers are predominant DNA lesions in whole human skin exposed to UVA radiation. Proc Natl Acad Sci. 2006;103:13765–70. doi:10.1073/pnas.0604213103.

61. Tewari A, Sarkany RP, Young AR. UVA1 induces cyclobutane pyrimidine dimers but not 6-4 photoproducts in human skin in vivo. J Invest Dermatol. 2012;132:394–400. doi:10.1038/jid.2011.283.

62. de Gruijl FR. Skin cancer and solar UV radiation. Eur J Cancer. 1999;35:2003–9.

63. Pettijohn DE, Hanawalt PC. Deoxyribonucleic acid replication in bacteria following ultraviolet irradiation. Biochim Biophys Acta. 1963;72:127–9. doi:10.1016/0926-6550(63)90324-4.

64. Seeberg E, Eide L, Bjørås M. The base excision repair pathway. Trends Biochem Sci. 1995;20:391–7.

65. Ruven HJ, Seelen CM, Lohman PH, et al. Strand-specific removal of cyclobutane pyrimidine dimers from the p53 gene in the epidermis of UVB-irradiated hairless mice. Oncogene. 1994;9:3427–32.

66. Bolognia J, Jorizzo JL, Schaffer JV. Dermatology. Philadelphia; London: Elsevier Saunders; 2012.

67. Burger A, Fix D, Liu H, et al. In vivo deamination of cytosine-containing cyclobutane pyrimidine dimers in E. coli: a feasible part of UV-mutagenesis. Mutat Res. 2003;522:145–56.

68. Choi J-H, Pfeifer GP. The role of DNA polymerase eta in UV mutational spectra. DNA Repair. 2005;4:211–20. doi:10.1016/j.dnarep.2004.09.006.

69. Lee D-H, Pfeifer GP. Deamination of 5-methylcytosines within cyclobutane pyrimidine dimers is an important component of UVB mutagenesis. J Biol Chem. 2003;278:10314–21. doi:10.1074/jbc.M212696200.

70. Song Q, Cannistraro VJ, Taylor J-S. Synergistic modulation of cyclobutane pyrimidine dimer photoproduct formation and deamination at a TmCG site over a full helical DNA turn in a nucleosome core particle. Nucleic Acids Res. 2014;42:13122–33. doi:10.1093/nar/gku1049.

71. Tu Y, Dammann R, Pfeifer GP. Sequence and time-dependent deamination of cytosine bases in UVB-induced cyclobutane pyrimidine dimers in vivo. J Mol Biol. 1998;284:297–311. doi:10.1006/jmbi.1998.2176.

72. Ziegler A, Leffell DJ, Kunala S, et al. Mutation hotspots due to sunlight in the p53 gene of nonmelanoma skin cancers. Proc Natl Acad Sci U S A. 1993;90:4216–20.

73. Takasawa K. Chemical synthesis and translesion replication of a cis-syn cyclobutane thymine-uracil dimer. Nucleic Acids Res. 2004;32:1738–45. doi:10.1093/nar/gkh342.

74. Tessman I, Liu SK, Kennedy MA. Mechanism of SOS mutagenesis of UV-irradiated DNA: mostly error-free processing of deaminated cytosine. Proc Natl Acad Sci U S A. 1992;89:1159–63.

75. Stern RS. The risk of squamous cell and basal cell cancer associated with psoralen and ultraviolet a therapy: a 30-year prospective study. J Am Acad Dermatol. 2012;66:553–62. doi:10.1016/j.jaad.2011.04.004.

76. Karagas MR, Stukel TA, Umland V, et al. Reported use of photosensitizing medications and basal cell and squamous cell carcinoma of the skin: results of a population-based case-control study. J Invest Dermatol. 2007;127:2901–3. doi:10.1038/sj.jid.5700934.

77. Robinson SN, Zens MS, Perry AE, et al. Photosensitizing agents and the risk of non-melanoma skin cancer: a population-based case-control study. J Invest Dermatol. 2013;133:1950–5. doi:10.1038/jid.2013.33.

78. Jensen AØ, Thomsen HF, Engebjerg MC, et al. Use of photosensitising diuretics and risk of skin cancer: a population-based case–control study. Br J Cancer. 2008;99:1522–8. doi:10.1038/sj.bjc.6604686.

79. Schmidt SAJ, Schmidt M, Mehnert F, et al. Use of antihypertensive drugs and risk of skin cancer. J Eur Acad Dermatol Venereol. 2015;29:1545–54. doi:10.1111/jdv.12921.

80. Kaae J, Boyd HA, Hansen AV, et al. Photosensitizing medication use and risk of skin cancer. Cancer Epidemiol Biomarkers Prev. 2010;19:2942–9. doi:10.1158/1055-9965.EPI-10-0652.

81. Cowen EW, Nguyen JC, Miller DD, et al. Chronic phototoxicity and aggressive squamous cell carcinoma of the skin in children and adults during treatment with voriconazole. J Am Acad Dermatol. 2010;62:31–7. doi:10.1016/j.jaad.2009.09.033.

82. Epaulard O, Saint-Raymond C, Villier C, et al. Multiple aggressive squamous cell carcinomas associated with prolonged voriconazole therapy in four immunocompromised patients. Clin Microbiol Infect. 2010;16:1362–4. doi:10.1111/j.1469-0691.2009.03124.x.

83. Ibrahim SF, Singer JP, Arron ST. Catastrophic squamous cell carcinoma in lung transplant patients treated with voriconazole. Dermatol Surg. 2010;36:1752–5. doi:10.1111/j.1524-4725.2010.01596.x.

84. McCarthy KL, Playford EG, Looke DFM, Whitby M. Severe photosensitivity causing multifocal squamous cell carcinomas secondary to prolonged Voriconazole therapy. Clin Infect Dis. 2007;44:e55–6. doi:10.1086/511685.

85. Vadnerkar A, Nguyen MH, Mitsani D, et al. Voriconazole exposure and geographic location are independent risk factors for squamous cell carcinoma of the skin among lung transplant recipients. J Heart Lung Transplant. 2010;29:1240–4. doi:10.1016/j.healun.2010.05.022.

86. Vanacker A, Fabré G, Van Dorpe J, et al. Aggressive cutaneous squamous cell carcinoma associated with prolonged voriconazole therapy in a renal transplant patient. Am J Transplant. 2008;8:877–80. doi:10.1111/j.1600-6143.2007.02140.x.

87. Miller DD, Cowen EW, Nguyen JC, et al. Melanoma associated with long-term voriconazole therapy: a new manifestation of chronic photosensitivity. Arch Dermatol. 2010a;146:300–4. doi:10.1001/archdermatol.2009.362.

88. Wikonkal NM, Brash DE. Ultraviolet radiation induced signature mutations in photocarcinogenesis. J Investig Dermatol Symp Proc. 1999;4:6–10.

89. Yin Y, Tainsky MA, Bischoff FZ, et al. Wild-type p53 restores cell cycle control and inhibits gene amplification in cells with mutant p53 alleles. Cell. 1992;70:937–48.

90. Ziegler A, Jonason AS, Leffell DJ, et al. Sunburn and p53 in the onset of skin cancer. Nature. 1994;372:773–6. doi:10.1038/372773a0.

91. Berg RJ, van Kranen HJ, Rebel HG, et al. Early p53 alterations in mouse skin carcinogenesis by UVB radiation: immunohistochemical detection of mutant p53 protein in clusters of preneoplastic epidermal cells. Proc Natl Acad Sci U S A. 1996;93:274–8.

92. Greenblatt MS, Bennett WP, Hollstein M, Harris CC. Mutations in the p53 tumor suppressor gene:

clues to cancer etiology and molecular pathogenesis. Cancer Res. 1994;54:4855–78.

93. Donehower LA, Harvey M, Slagle BL, et al. Mice deficient for p53 are developmentally normal but susceptible to spontaneous tumours. Nature. 1992;356:215–21. doi:10.1038/356215a0.

94. Jiang W, Ananthaswamy HN, Muller HK, Kripke ML. p53 protects against skin cancer induction by UV-B radiation. Oncogene. 1999;18:4247–53. doi:10.1038/sj.onc.1202789.

95. Amakye D, Jagani Z, Dorsch M. Unraveling the therapeutic potential of the hedgehog pathway in cancer. Nat Med. 2013;19:1410–22. doi:10.1038/nm.3389.

96. Blanpain C, Fuchs E. Epidermal homeostasis: a balancing act of stem cells in the skin. Nat Rev Mol Cell Biol. 2009;10:207–17. doi:10.1038/nrm2636.

97. Burness CB. Sonidegib: first global approval. Drugs. 2015;75:1559–66. doi:10.1007/s40265-015-0458-y.

98. Rudin CM. Vismodegib. Clin Cancer Res. 2012;18:3218–22. doi:10.1158/1078-0432.CCR-12-0568.

99. Gorlin RJ. Nevoid basal cell carcinoma syndrome. Dermatol Clin. 1995;13:113–25.

100. Gorlin RJ, Goltz RW. Multiple nevoid basal-cell epithelioma, jaw cysts and bifid rib. A syndrome. N Engl J Med. 1960;262:908–12. doi:10.1056/NEJM196005052621803.

101. Hahn H, Wicking C, Zaphiropoulous PG, et al. Mutations of the human homolog of Drosophila patched in the nevoid basal cell carcinoma syndrome. Cell. 1996;85:841–51.

102. Scales SJ, de Sauvage FJ. Mechanisms of hedgehog pathway activation in cancer and implications for therapy. Trends Pharmacol Sci. 2009;30:303–12. doi:10.1016/j.tips.2009.03.007.

103. Epstein EH. Basal cell carcinomas: attack of the hedgehog. Nat Rev Cancer. 2008;8:743–54. doi:10.1038/nrc2503.

104. Heitzer E, Lassacher A, Quehenberger F, et al. UV fingerprints predominate in the PTCH mutation spectra of basal cell carcinomas independent of clinical phenotype. J Invest Dermatol. 2007;127:2872–81. doi:10.1038/sj.jid.5700923.

105. Daya-Grosjean L, Sarasin A. The role of UV induced lesions in skin carcinogenesis: an overview of oncogene and tumor suppressor gene modifications in xeroderma pigmentosum skin tumors. Mutat Res. 2005;571:43–56. doi:10.1016/j.mrfmmm.2004.11.013.

106. Oro AE. Basal cell carcinomas in mice overexpressing Sonic hedgehog. Science. 1997;276:817–21. doi:10.1126/science.276.5313.817.

107. Athar M, Li C, Kim AL, et al. Sonic hedgehog signaling in basal cell nevus syndrome. Cancer Res. 2014;74:4967–75. doi:10.1158/0008-5472.CAN-14-1666.

108. Gober MD, Bashir HM, Seykora JT. Reconstructing skin cancers using animal models. Cancer Metastasis Rev. 2013;32:123–8. doi:10.1007/s10555-012-9410-8.

109. Grachtchouk M, Mo R, Yu S, et al. Basal cell car-

cinomas in mice overexpressing Gli2 in skin. Nat Genet. 2000;24:216–7. doi:10.1038/73417.

110. Hutchin ME, Kariapper MST, Grachtchouk M, et al. Sustained hedgehog signaling is required for basal cell carcinoma proliferation and survival: conditional skin tumorigenesis recapitulates the hair growth cycle. Genes Dev. 2005;19:214–23. doi:10.1101/gad.1258705.

111. Nilsson M, Undèn AB, Krause D, et al. Induction of basal cell carcinomas and trichoepitheliomas in mice overexpressing GLI-1. Proc Natl Acad Sci U S A. 2000;97:3438–43. doi:10.1073/pnas.050467397.

112. Xie J, Murone M, Luoh SM, et al. Activating Smoothened mutations in sporadic basal-cell carcinoma. Nature. 1998;391:90–2. doi:10.1038/34201.

113. Aszterbaum M, Epstein J, Oro A, et al. Ultraviolet and ionizing radiation enhance the growth of BCCs and trichoblastomas in patched heterozygous knockout mice. Nat Med. 1999;5:1285–91. doi:10.1038/15242.

114. Soufir N, Molès JP, Vilmer C, et al. P16 UV mutations in human skin epithelial tumors. Oncogene. 1999;18:5477–81. doi:10.1038/sj.onc.1202915.

115. Saridaki Z, Liloglou T, Zafiropoulos A, et al. Mutational analysis of CDKN2A genes in patients with squamous cell carcinoma of the skin. Br J Dermatol. 2003;148:638–48.

116. Pierceall WE, Goldberg LH, Tainsky MA, et al. Ras gene mutation and amplification in human nonmelanoma skin cancers. Mol Carcinog. 1991;4:196–202.

117. Van der Lubbe JL, Rosdorff HJ, Bos JL, Van der Eb AJ. Activation of N-ras induced by ultraviolet irradiation in vitro. Oncogene Res. 1988;3:9–20.

118. Miller AJ, Tsao H. New insights into pigmentary pathways and skin cancer. Br J Dermatol. 2010;162:22–8. doi:10.1111/j.1365-2133.2009.09565.x.

119. Gudbjartsson DF, Sulem P, Stacey SN, et al. ASIP and TYR pigmentation variants associate with cutaneous melanoma and basal cell carcinoma. Nat Genet. 2008;40:886–91. doi:10.1038/ng.161.

120. Stacey SN, Sulem P, Masson G, et al. New common variants affecting susceptibility to basal cell carcinoma. Nat Genet. 2009;41:909–14. doi:10.1038/ng.412.

121. Wei YD, Helleberg H, Rannug U, Rannug A. Rapid and transient induction of CYP1A1 gene expression in human cells by the tryptophan photoproduct 6-formylindolo[3,2-b]carbazole. Chem Biol Interact. 1998;110:39–55.

122. Enan E, Matsumura F. Identification of c-Src as the integral component of the cytosolic ah receptor complex, transducing the signal of 2,3,7,8-tetra chlorodibenzo-p-dioxin (TCDD) through the protein phosphorylation pathway. Biochem Pharmacol. 1996;52:1599–612.

123. Kitagawa D, Tanemura S, Ohata S, et al. Activation of extracellular signal-regulated kinase by ultraviolet is mediated through Src-dependent epidermal growth factor receptor phosphorylation. Its implication in an anti-apoptotic function. J Biol Chem.

2002;277:366–71. doi:10.1074/jbc.M107110200.

124. Köhle C, Gschaidmeier H, Lauth D, et al. 2,3,7,8-Tetrachlorodibenzo-p-dioxin (TCDD)-mediated membrane translocation of c-Src protein kinase in liver WB-F344 cells. Arch Toxicol. 1999;73:152–8.

125. Krutmann J, Morita A, Chung JH. Sun exposure: what molecular photodermatology tells us about its good and bad sides. J Invest Dermatol. 2012;132:976–84. doi:10.1038/jid.2011.394.

126. Fritsche E, Schäfer C, Calles C, et al. Lightening up the UV response by identification of the aryl-hydrocarbon receptor as a cytoplasmatic target for ultraviolet B radiation. Proc Natl Acad Sci U S A. 2007;104:8851–6. doi:10.1073/pnas.0701764104.

127. Aggarwal BB, Gehlot P. Inflammation and cancer: how friendly is the relationship for cancer patients? Curr Opin Pharmacol. 2009;9:351–69. doi:10.1016/j.coph.2009.06.020.

128. Devary Y, Rosette C, DiDonato JA, Karin M. NF-kappa B activation by ultraviolet light not dependent on a nuclear signal. Science. 1993;261:1442–5.

129. Simon MM, Aragane Y, Schwarz A, et al. UVB light induces nuclear factor kappaB (NFkappaB) activity independently from chromosomal DNA damage in cell-free cytosolic extracts. J Invest Dermatol. 1994;102:422–7. doi:10.1111/1523-1747.ep12372194.

130. Vile GF, Tanew-Ilitschew A, Tyrrell RM. Activation of NF-kappa B in human skin fibroblasts by the oxidative stress generated by UVA radiation. Photochem Photobiol. 1995;62:463–8.

131. Takeda K, Kaisho T, Akira S. Toll-like receptors. Annu Rev Immunol. 2003;21:335–76. doi:10.1146/annurev.immunol.21.120601.141126.

132. Mills KHG. TLR-dependent T cell activation in autoimmunity. Nat Rev Immunol. 2011;11:807–22. doi:10.1038/nri3095.

133. Byrd-Leifer CA, Block EF, Takeda K, et al. The role of MyD88 and TLR4 in the LPS-mimetic activity of Taxol. Eur J Immunol. 2001;31:2448–57. doi:10.1002/1521-4141(200108)31:8<2448::AID-IMMU2448>3.0.CO;2-N.

134. Okamura Y, Watari M, Jerud ES, et al. The extra domain a of fibronectin activates toll-like receptor 4. J Biol Chem. 2001;276:10229–33. doi:10.1074/jbc.M100099200.

135. Termeer C, Benedix F, Sleeman J, et al. Oligosaccharides of Hyaluronan activate dendritic cells via toll-like receptor 4. J Exp Med. 2002;195:99–111.

136. Ohashi K, Burkart V, FLohe S, Kolb H. Cutting edge: heat shock protein 60 is a putative endogenous ligand of the toll-like receptor-4 complex. J Immunol. 2000;164(2):558–61.

137. Kwon M-J, Han J, Kim BH, et al. Superoxide dismutase 3 suppresses hyaluronic acid fragments mediated skin inflammation by inhibition of toll-like receptor 4 signaling pathway: superoxide dismutase

3 inhibits reactive oxygen species-induced trafficking of toll-like receptor 4 to lipid rafts. Antioxid Redox Signal. 2012;16:297–313. doi:10.1089/ars.2011.4066.

138. Kurimoto I, Streilein JW. Characterization of the immunogenetic basis of ultraviolet-B light effects on contact hypersensitivity induction. Immunology. 1994;81:352–8.

139. Lewis W, Simanyi E, Li H, et al. Regulation of ultraviolet radiation induced cutaneous photoimmunosuppression by toll-like receptor-4. Arch Biochem Biophys. 2011;508:171–7. doi:10.1016/j.abb.2011.01.005.

140. Yoshikawa T, Rae V, Bruins-Slot W, et al. Susceptibility to effects of UVB radiation on induction of contact hypersensitivity as a risk factor for skin cancer in humans. J Invest Dermatol. 1990;95:530–6.

141. Ahmad I, Simanyi E, Guroji P, Tamimi IA, delaRosa HJ, Nagar A, Nagar P, Katiyar SK, Elmets CA, Yusuf N. Toll-like receptor-4 deficiency enhances repair of UVR-induced cutaneous DNA damage by nucleotide excision repair mechanism. J Invest Dermatol. 2014;134(6):1710–7.

142. Gao J, Li J, Ma L. Regulation of EGF-induced ERK/MAPK activation and EGFR internalization by G protein-coupled receptor kinase 2. Acta Biochim Biophys Sin. 2005;37:525–31.

143. Pastore S, Mascia F, Mariotti F, et al. ERK1/2 regulates epidermal chemokine expression and skin inflammation. J Immunol. 2005;174:5047–56.

144. Roux PP, Blenis J. ERK and p38 MAPK-activated protein kinases: a family of protein kinases with diverse biological functions. Microbiol Mol Biol Rev. 2004;68:320–44. doi:10.1128/MMBR.68.2.320-344.2004.

145. Wada T, Penninger JM. Mitogen-activated protein kinases in apoptosis regulation. Oncogene. 2004;23:2838–49. doi:10.1038/sj.onc.1207556.

146. Shaulian E, Karin M. AP-1 as a regulator of cell life and death. Nat Cell Biol. 2002;4:E131–6. doi:10.1038/ncb0502-e131.

147. Rosette C, Karin M. Ultraviolet light and osmotic stress: activation of the JNK cascade through multiple growth factor and cytokine receptors. Science. 1996;274:1194–7.

148. Chouinard N, Valerie K, Rouabhia M, Huot J. UVB-mediated activation of p38 mitogen-activated protein kinase enhances resistance of normal human keratinocytes to apoptosis by stabilizing cytoplasmic p53. Biochem J. 2002;365:133–45. doi:10.1042/BJ20020072.

149. Muthusamy V, Piva TJ. The UV response of the skin: a review of the MAPK, NFkappaB and TNFalpha signal transduction pathways. Arch Dermatol Res. 2010;302:5–17. doi:10.1007/s00403-009-0994-y.

150. Assefa Z, Garmyn M, Bouillon R, et al. Differential stimulation of ERK and JNK activities by ultraviolet B irradiation and epidermal growth factor in human keratinocytes. J Invest Dermatol. 1997;108:886–91.

151. An KP, Athar M, Tang X, et al. Cyclooxygenase-2

expression in murine and human nonmelanoma skin cancers: implications for therapeutic approaches. Photochem Photobiol. 2002;76:73–80.

152. Rundhaug JE, Fischer SM. Cyclo-oxygenase-2 plays a critical role in UV-induced skin carcinogenesis. Photochem Photobiol. 2008;84:322–9. doi:10.1111/j.1751-1097.2007.00261.x.

153. Tang X, Kim AL, Kopelovich L, et al. Cyclooxygenase-2 inhibitor nimesulide blocks ultraviolet B-induced photocarcinogenesis in SKH-1 hairless mice. Photochem Photobiol. 2008;84:522–7. doi:10.1111/j.1751-1097.2008.00303.x.

154. Thiagalingam S, editor. Systems biology of cancer. Cambridge: Cambridge University Press; 2015.

155. Bachelor MA, Cooper SJ, Sikorski ET, Bowden GT. Inhibition of p38 mitogen-activated protein kinase and phosphatidylinositol 3-kinase decreases UVB-induced activator protein-1 and cyclooxygenase-2 in a SKH-1 hairless mouse model. Mol Cancer Res MCR. 2005;3:90–9. doi:10.1158/1541-7786. MCR-04-0065.

156. Chen W, Bowden GT. Activation of p38 MAP kinase and ERK are required for ultraviolet-B induced c-fos gene expression in human keratinocytes. Oncogene. 1999;18:7469–76. doi:10.1038/sj.onc.1203210.

157. Tang Q, Gonzales M, Inoue H, Bowden GT. Roles of Akt and glycogen synthase kinase 3beta in the ultraviolet B induction of cyclooxygenase-2 transcription in human keratinocytes. Cancer Res. 2001;61:4329–32.

158. Mahns A, Wolber R, Stäb F, et al. Contribution of UVB and UVA to UV-dependent stimulation of cyclooxygenase-2 expression in artificial epidermis. Photochem Photobiol Sci. 2004;3:257–62. doi:10.1039/b309067a.

159. Santos AL, Oliveira V, Baptista I, et al. Wavelength dependence of biological damage induced by UV radiation on bacteria. Arch Microbiol. 2013;195:63–74. doi:10.1007/s00203-012-0847-5.

160. Gilmour SK. Polyamines and nonmelanoma skin cancer. Toxicol Appl Pharmacol. 2007;224(3):249–56.

161. Hillebrand GG, Winslow MS, Benzinger MJ, Heitmeyer DA, Bissett DL. Acute and chronic ultraviolet radiation induction of epidermal ornithine decarboxylase activity in hairless mice. Cancer Res. 1990;50(5):1580–4.

162. Tang X, Kim AL, Feith DJ, Pegg AE, Russo J, Zhang H, Aszterbaum M, Kopelovich L, Epstein EH Jr, Bickers DR, Athar M. Ornithine decarboxylase is a target for chemoprevention of basal and squamous cell carcinomas in Ptch1+/- mice. J Clin Invest. 2004;113(6):867–75.

163. Bailey HH, Kim K, Verma AK, et al. A randomized, double-blind, placebo-controlled phase 3 skin cancer prevention study of {alpha}-difluoromethylornithine in subjects with previous history of skin cancer. Cancer Prev Res (Phila). 2010;3:35–47. doi:10.1158/1940-6207.CAPR-09-0096.

164. Elmets CA, Cala CM, Xu H. Photoimmunology. Dermatol Clin. 2014;32:277–290., vii. doi:10.1016/j. det.2014.03.005.

165. Ullrich SE, Byrne SN. The immunologic revolution: photoimmunology. J Invest Dermatol. 2012;132:896–905. doi:10.1038/jid.2011.405.

166. Kripke ML. Antigenicity of murine skin tumors induced by ultraviolet light. J Natl Cancer Inst. 1974;53:1333–6.

167. Fisher MS, Kripke ML. Systemic alteration induced in mice by ultraviolet light irradiation and its relationship to ultraviolet carcinogenesis. Proc Natl Acad Sci U S A. 1977;74:1688–92.

168. Sreevidya CS, Fukunaga A, Khaskhely NM, et al. Agents that reverse UV-induced immune suppression and photocarcinogenesis affect DNA repair. J Invest Dermatol. 2010;130:1428–37. doi:10.1038/ jid.2009.329.

169. Kripke ML, Fidler IJ. Enhanced experimental metastasis of ultraviolet light-induced fibrosarcomas in ultraviolet light-irradiated syngeneic mice. Cancer Res. 1980;40:625–9.

170. Elmets CA, Bergstresser PR, Tigelaar RE, et al. Analysis of the mechanism of unresponsiveness produced by haptens painted on skin exposed to low dose ultraviolet radiation. J Exp Med. 1983;158:781–94.

171. Greene MI, Sy MS, Kripke M, Benacerraf B. Impairment of antigen-presenting cell function by ultraviolet radiation. Proc Natl Acad Sci U S A. 1979;76:6591–5.

172. Haniszko J, Suskind RR. The effect of ultraviolet radiation on experimental cutaneous sensitization in guinea pigs. J Invest Dermatol. 1963;40:183–91.

173. Jessup JM, Hanna N, Palaszynski E, Kripke ML. Mechanisms of depressed reactivity to dinitrochlorobenzene and ultraviolet-induced tumors during ultraviolet carcinogenesis in BALB/c mice. Cell Immunol. 1978;38:105–15. doi:10.1016/0008-8749(78)90036-9.

174. Morison WL, Parrish JA, Woehler ME, et al. Influence of PUVA and UVB radiation on delayed hypersensitivity in the guinea pig. J Invest Dermatol. 1981;76:484–8.

175. Morison WL, Pike RA, Kripke ML. Effect of sunlight and its component wavebands on contact hypersensitivity in mice and guinea pigs. Photo-Dermatology. 1985;2:195–204.

176. Toews GB, Bergstresser PR, Streilein JW. Epidermal Langerhans cell density determines whether contact hypersensitivity or unresponsiveness follows skin painting with DNFB. J Immunol. 1980;124:445–53.

177. Fukunaga A, Khaskhely NM, Sreevidya CS, et al. Dermal dendritic cells, and not Langerhans cells, play an essential role in inducing an immune response. J Immunol. 2008;180:3057–64. doi:10.4049/ jimmunol.180.5.3057.

178. Kaplan DH. In vivo function of Langerhans cells and dermal dendritic cells. Trends Immunol. 2010;31:446–51. doi:10.1016/j.it.2010.08.006.

179. Mathers AR, Larregina AT. Professional antigen-presenting cells of the skin. Immunol Res. 2006;36:127–36. doi:10.1385/IR:36:1:127.

180. Fisher MS, Kripke ML. Suppressor T lymphocytes control the development of primary skin

cancers in ultraviolet-irradiated mice. Science. 1982;216:1133–4.

181. Fisher MS, Kripke ML. Further studies on the tumor-specific suppressor cells induced by ultraviolet radiation. J Immunol. 1978;121:1139–44.

182. Kripke ML, Thorn RM, Lill PH, et al. Further characterization of immunological unresponsiveness induced in mice by ultraviolet radiation. Growth and induction of nonultraviolet-induced tumors in ultraviolet-irradiated mice. Transplantation. 1979;28:212–7.

183. Lehtimäki S, Lahesmaa R. Regulatory T cells control immune responses through their non-redundant tissue specific features. Front Immunol. 2013; doi:10.3389/fimmu.2013.00294.

184. Fukunaga A, Khaskhely NM, Ma Y, et al. Langerhans cells serve as immunoregulatory cells by activating NKT cells. J Immunol. 2010;185:4633–40. doi:10.4049/jimmunol.1000246.

185. Loser K, Mehling A, Loeser S, et al. Epidermal RANKL controls regulatory T-cell numbers via activation of dendritic cells. Nat Med. 2006;12:1372–9. doi:10.1038/nm1518.

186. Aubin F. Mechanisms involved in ultraviolet light-induced immunosuppression. Eur J Dermatol EJD. 2003;13:515–23.

187. Clydesdale GJ, Dandie GW, Muller HK. Ultraviolet light induced injury: immunological and inflammatory effects. Immunol Cell Biol. 2001;79:547–68. doi:10.1046/j.1440-1711.2001.01047.x.

188. Cooper KD, Oberhelman L, Hamilton TA, et al. UV exposure reduces immunization rates and promotes tolerance to epicutaneous antigens in humans: relationship to dose, CD1a-DR+ epidermal macrophage induction, and Langerhans cell depletion. Proc Natl Acad Sci U S A. 1992;89:8497–501.

189. Kang K, Hammerberg C, Meunier L, Cooper KD. CD11b+ macrophages that infiltrate human epidermis after in vivo ultraviolet exposure potently produce IL-10 and represent the major secretory source of epidermal IL-10 protein. J Immunol. 1994;153:5256–64.

190. Moodycliffe AM, Nghiem D, Clydesdale G, Ullrich SE. Immune suppression and skin cancer development: regulation by NKT cells. Nat Immunol. 2000;1:521–5. doi:10.1038/82782.

191. Starcher B. Role for tumour necrosis factor-alpha receptors in ultraviolet-induced skin tumours. Br J Dermatol. 2000;142:1140–7.

192. Bernard JJ, Cowing-Zitron C, Nakatsuji T, et al. Ultraviolet radiation damages self noncoding RNA and is detected by TLR3. Nat Med. 2012;18:1286–90. doi:10.1038/nm.2861.

193. Elmets CA, LeVine MJ, Bickers DR. Action spectrum studies for induction of immunologic unresponsiveness to dinitrofluorobenzene following in vivo low dose ultraviolet radiation. Photochem Photobiol. 1985;42:391–7. doi:10.1111/j.1751-1097.1985.tb01586.x.

194. Kripke ML, Cox PA, Alas LG, Yarosh DB. Pyrimidine dimers in DNA initiate systemic immunosuppression in UV-irradiated mice. Proc Natl Acad Sci U S A. 1992;89:7516–20.

195. Majewski S, Jantschitsch C, Maeda A, et al. IL-23 antagonizes UVR-induced immunosuppression through two mechanisms: reduction of UVR-induced DNA damage and inhibition of UVR-induced regulatory T cells. J Invest Dermatol. 2010;130:554–62. doi:10.1038/jid.2009.274.

196. Schmitt DA, Owen-Schaub L, Ullrich SE. Effect of IL-12 on immune suppression and suppressor cell induction by ultraviolet radiation. J Immunol. 1995;154:5114–20.

197. Schwarz A, Grabbe S, Aragane Y, et al. Interleukin-12 prevents ultraviolet B-induced local immunosuppression and overcomes UVB-induced tolerance. J Invest Dermatol. 1996;106:1187–91.

198. Schwarz A, Maeda A, Ständer S, et al. IL-18 reduces ultraviolet radiation-induced DNA damage and thereby affects photoimmunosuppression. J Immunol. 2006;176:2896–901.

199. Schwarz A, Ständer S, Berneburg M, et al. Interleukin-12 suppresses ultraviolet radiation-induced apoptosis by inducing DNA repair. Nat Cell Biol. 2002;4:26–31. doi:10.1038/ncb717.

200. Schwarz T. 25 years of UV-induced immunosuppression mediated by T cells-from disregarded T suppressor cells to highly respected regulatory T cells. Photochem Photobiol. 2008;84:10–8. doi:10.1111/j.1751-1097.2007.00223.x.

201. Gaspari AA, Fleisher TA, Kraemer KH. Impaired interferon production and natural killer cell activation in patients with the skin cancer-prone disorder, xeroderma pigmentosum. J Clin Invest. 1993;92:1135–42. doi:10.1172/JCI116682.

202. Walterscheid JP, Nghiem DX, Kazimi N, et al. Cis-urocanic acid, a sunlight-induced immunosuppressive factor, activates immune suppression via the 5-HT2A receptor. Proc Natl Acad Sci U S A. 2006;103:17420–5. doi:10.1073/pnas.0603119103.

203. Silverberg MJ, Leyden W, Warton EM, et al. HIV infection status, immunodeficiency, and the incidence of non-melanoma skin cancer. J Natl Cancer Inst. 2013;105:350–60. doi:10.1093/jnci/djs529.

204. Euvrard S, Kanitakis J, Claudy A. Skin cancers after organ transplantation. N Engl J Med. 2003;348:1681–91. doi:10.1056/NEJMra022137.

205. Martinez J-C, Otley CC, Stasko T, et al. Defining the clinical course of metastatic skin cancer in organ transplant recipients: a multicenter collaborative study. Arch Dermatol. 2003;139:301–6.

206. Rowe DE, Carroll RJ, Day CL. Prognostic factors for local recurrence, metastasis, and survival rates in squamous cell carcinoma of the skin, ear, and lip. J Am Acad Dermatol. 1992;26:976–90. doi:10.1016/0190-9622(92)70144-5.

207. Kelly GE, Meikle W, Sheil AG. Scheduled and unscheduled DNA synthesis in epidermal cells of hairless mice treated with immunosuppressive drugs and UVB-UVA irradiation. Br J Dermatol. 1987;117:429–40.

208. Yarosh DB, Pena AV, Nay SL, et al. Calcineurin inhibitors decrease DNA repair and apoptosis in

human keratinocytes following ultraviolet B irradiation. J Invest Dermatol. 2005;125:1020–5. doi:10.1111/j.0022-202X.2005.23858.x.

209. Adami J, Frisch M, Yuen J, et al. Evidence of an association between non-Hodgkin's lymphoma and skin cancer. BMJ. 1995;310:1491–5. doi:10.1136/bmj.310.6993.1491.

210. Weimar VM, Ceilley RI, Goeken JA. Cell-mediated immunity in patients with basal and squamous cell skin cancer. J Am Acad Dermatol. 1980;2:143–7.

211. Kaporis HG, Guttman-Yassky E, Lowes MA, et al. Human basal cell carcinoma is associated with Foxp3+ T cells in a Th2 dominant microenvironment. J Invest Dermatol. 2007;127:2391–8. doi:10.1038/sj.jid.5700884.

212. Volden G, Molin L, Thomsen K. PUVA-induced suppression of contact sensitivity to mustine hydrochloride in mycosis fungoides. Br Med J. 1978;2:865–6.

213. Morison WL, Wimberly J, Parrish JA, Bloch KJ. Abnormal lymphocyte function following long-term PUVA therapy for psoriasis. Br J Dermatol. 1983;108:445–50.

214. Moscicki RA, Morison WL, Parrish JA, et al. Reduction of the fraction of circulating helper-inducer T cells identified by monoclonal antibodies in psoriatic patients treated with long-term psoralen/ultraviolet-a radiation (PUVA). J Invest Dermatol. 1982;79:205–8.

215. Ad Hoc Task Force, Connolly SM, Baker DR, et al. AAD/ACMS/ASDSA/ASMS 2012 appropriate use criteria for Mohs micrographic surgery: a report of the American Academy of Dermatology, American College of Mohs Surgery, American Society for Dermatologic Surgery Association, and the American Society for Mohs Surgery. J Am Acad Dermatol. 2012;67:531–50. doi:10.1016/j.jaad.2012.06.009.

216. Cancer Council Australia, Australian Cancer Network. Clinical practice guide: basal cell carcinoma, squamous cell carcinoma (and related lesions): a guide to clinical management in Australia. Sydney, N.S.W: Cancer Council Australia; 2008.

217. Gupta AK, Paquet M, Villanueva E, Brintnell W. Interventions for actinic keratoses. In: The Cochrane collaboration, editor. Cochrane database of systematic reviews. Chichester: John Wiley & Sons, Ltd; 2012.

218. Miller SJ, Alam M, Andersen J, et al. Basal cell and squamous cell skin cancers. J Natl Compr Cancer Netw. 2010b;8:836–64.

219. Stasko T, Brown MD, Carucci JA, et al. Guidelines for the Management of Squamous Cell Carcinoma in organ transplant recipients. Dermatol Surg. 2004;30:642–50. doi:10.1111/j.1524-4725.2004.30150.x.

220. Stockfleth E, Ferrandiz C, Grob JJ, et al. Development of a treatment algorithm for actinic keratoses: a European consensus. Eur J Dermatol. 2008;18:651–9. doi:10.1684/ejd.2008.0514.

221. Szeimies R-M, Bichel J, Ortonne J-P, et al. A phase II dose-ranging study of topical resiquimod to treat actinic keratosis. Br J Dermatol. 2008;159:205–10. doi:10.1111/j.1365-2133.2008.08615.x.

222. Zhang G, Dass CR, Sumithran E, et al. Effect of deoxyribozymes targeting c-Jun on solid tumor growth and angiogenesis in rodents. J Natl Cancer Inst. 2004;96:683–96.

223. Cho E-A, Moloney FJ, Cai H, et al. Safety and tolerability of an intratumorally injected DNAzyme, Dz13, in patients with nodular basal-cell carcinoma: a phase 1 first-in-human trial (DISCOVER). Lancet. 2013;381:1835–43. doi:10.1016/S0140-6736(12)62166-7.

224. Kim J, Tang JY, Gong R, et al. Itraconazole, a commonly used antifungal that inhibits hedgehog pathway activity and cancer growth. Cancer Cell. 2010;17:388–99. doi:10.1016/j.ccr.2010.02.027.

225. Kim DJ, Kim J, Spaunhurst K, et al. Open-label, exploratory phase II trial of oral itraconazole for the treatment of basal cell carcinoma. J Clin Oncol. 2014;32:745–51. doi:10.1200/JCO.2013.49.9525.

226. Bauman JE, Eaton KD, Martins RG. Treatment of recurrent squamous cell carcinoma of the skin with cetuximab. Arch Dermatol. 2007;143:889–92. doi:10.1001/archderm.143.7.889.

227. Maubec E, Petrow P, Scheer-Senyarich I, et al. Phase II study of cetuximab as first-line single-drug therapy in patients with unresectable squamous cell carcinoma of the skin. J Clin Oncol. 2011;29:3419–26. doi:10.1200/JCO.2010.34.1735.

228. Giacchero D, Barrière J, Benezery K, et al. Efficacy of cetuximab for unresectable or advanced cutaneous squamous cell carcinoma--a report of eight cases. Clin Oncol (R Coll Radiol). 2011;23:716–8. doi:10.1016/j.clon.2011.07.007.

229. Eder J, Simonitsch-Klupp I, Trautinger F. Treatment of unresectable squamous cell carcinoma of the skin with epidermal growth factor receptor antibodies--a case series. Eur J Dermatol. 2013;23:658–62. doi:10.1684/ejd.2013.2153.

230. Foote MC, McGrath M, Guminski A, et al. Phase II study of single-agent panitumumab in patients with incurable cutaneous squamous cell carcinoma. Ann Oncol. 2014;25:2047–52. doi:10.1093/annonc/mdu368.

231. Lewis CM, Glisson BS, Feng L, et al. A phase II study of gefitinib for aggressive cutaneous squamous cell carcinoma of the head and neck. Clin Cancer Res. 2012;18:1435–46. doi:10.1158/1078-0432.CCR-11-1951.

232. Khan N, Afaq F, Mukhtar H. Cancer chemoprevention through dietary antioxidants: progress and promise. Antioxid Redox Signal. 2008;10:475–510. doi:10.1089/ars.2007.1740.

233. Sambandan DR, Ratner D. Sunscreens: an overview and update. J Am Acad Dermatol. 2011;64:748–58. doi:10.1016/j.jaad.2010.01.005.

234. Green A, Williams G, Neale R, et al. Daily sunscreen application and betacarotene supplementation in prevention of basal-cell and squamous-cell carcinomas of the skin: a ran-

domised controlled trial. Lancet. 1999;354:723–9. doi:10.1016/S0140-6736(98)12168-2.

235. Naylor MF, Boyd A, Smith DW, et al. High sun protection factor sunscreens in the suppression of actinic neoplasia. Arch Dermatol. 1995;131:170–5.

236. Thompson SC, Jolley D, Marks R. Reduction of solar keratoses by regular sunscreen use. N Engl J Med. 1993;329:1147–51. doi:10.1056/NEJM199310143291602.

237. Ulrich C, Jürgensen JS, Degen A, et al. Prevention of non-melanoma skin cancer in organ transplant patients by regular use of a sunscreen: a 24 months, prospective, case-control study. Br J Dermatol. 2009;161(Suppl 3):78–84. doi:10.1111/j.1365-2133.2009.09453.x.

238. van der Pols JC, Williams GM, Pandeya N, et al. Prolonged prevention of squamous cell carcinoma of the skin by regular sunscreen use. Cancer Epidemiol Biomarkers Prev. 2006;15:2546–8. doi:10.1158/1055-9965.EPI-06-0352.

239. Harvey I, Frankel S, Marks R, et al. Non-melanoma skin cancer and solar keratoses II analytical results of the South Wales skin cancer study. Br J Cancer. 1996;74:1308–12.

240. Handel AE, Ramagopalan SV. The questionable effectiveness of sunscreen. Lancet. 2010;376:161–162.; author reply 162. doi:10.1016/S0140-6736(10)61104-X.

241. Hood WF, Gierse JK, Isakson PC, et al. Characterization of celecoxib and valdecoxib binding to cyclooxygenase. Mol Pharmacol. 2003;63:870–7.

242. Elmets CA, Viner JL, Pentland AP, et al. Chemoprevention of nonmelanoma skin cancer with celecoxib: a randomized, double-blind, placebo-controlled trial. J Natl Cancer Inst. 2010;102:1835–44. doi:10.1093/jnci/djq442.

243. Weinstock MA, Bingham SF, Lew RA, et al. Topical tretinoin therapy and all-cause mortality. Arch Dermatol. 2009;145:18–24. doi:10.1001/archdermatol.2008.542.

244. Kadakia KC, Barton DL, Loprinzi CL, et al. Randomized controlled trial of acitretin versus placebo in patients at high-risk for basal cell or squamous cell carcinoma of the skin (north central cancer treatment group study 969251). Cancer. 2012;118:2128–37. doi:10.1002/cncr.26374.

245. Cafardi JA, Shafi R, Athar M, Elmets CA. Prospects for skin cancer treatment and prevention: the potential contribution of an engineered virus. J Invest Dermatol. 2011;131:559–61. doi:10.1038/jid.2010.379.

246. DeBoyes T, Kouba D, Ozog D, et al. Reduced number of actinic keratoses with topical application of DNA repair enzyme creams. J Drugs Dermatol. 2010;9:1519–21.

247. Yarosh D, Bucana C, Cox P, et al. Localization of liposomes containing a DNA repair enzyme in murine skin. J Invest Dermatol. 1994;103:461–8. doi:10.1111/1523-1747.ep12395551.

248. Yarosh D, Klein J, O'Connor A, et al. Effect of topically applied T4 endonuclease V in liposomes on skin cancer in xeroderma pigmentosum: a ran-

domised study. Xeroderma Pigmentosum Study Group. Lancet. 2001;357:926–9.

249. Zahid S, Brownell I. Repairing DNA damage in xeroderma pigmentosum: T4N5 lotion and gene therapy. J Drugs Dermatol. 2008;7:405–8.

250. Jang M, Cai L, Udeani GO, et al. Cancer chemopreventive activity of resveratrol, a natural product derived from grapes. Science. 1997;275:218–20.

251. Meeran SM, Mantena SK, Meleth S, et al. Interleukin-12-deficient mice are at greater risk of UV radiation-induced skin tumors and malignant transformation of papillomas to carcinomas. Mol Cancer Ther. 2006;5:825–32. doi:10.1158/1535-7163.MCT-06-0003.

252. Mittal A, Elmets CA, Katiyar SK. Dietary feeding of proanthocyanidins from grape seeds prevents photocarcinogenesis in SKH-1 hairless mice: relationship to decreased fat and lipid peroxidation. Carcinogenesis. 2003;24:1379–88. doi:10.1093/carcin/bgg095.

253. Roy AM, Baliga MS, Elmets CA, Katiyar SK. Grape seed Proanthocyanidins induce apoptosis through p53, Bax, and caspase 3 pathways. Neoplasia. 2005;7:24–36. doi:10.1593/neo.04412.

254. Sharma SD, Katiyar SK. Dietary grape-seed proanthocyanidin inhibition of ultraviolet B-induced immune suppression is associated with induction of IL-12. Carcinogenesis. 2006;27:95–102. doi:10.1093/carcin/bgi169.

255. Yang Y, Paik JH, Cho D, et al. Resveratrol induces the suppression of tumor-derived CD4+CD25+ regulatory T cells. Int Immunopharmacol. 2008;8:542–7. doi:10.1016/j.intimp.2007.12.006.

256. Yusuf N, Nasti TH, Meleth S, Elmets CA. Resveratrol enhances cell-mediated immune response to DMBA through TLR4 and prevents DMBA induced cutaneous carcinogenesis. Mol Carcinog. 2009;48:713–23. doi:10.1002/mc.20517.

257. Katiyar S, Elmets CA, Katiyar SK. Green tea and skin cancer: photoimmunology, angiogenesis and DNA repair. J Nutr Biochem. 2007;18:287–96. doi:10.1016/j.jnutbio.2006.08.004.

258. Hora JJ, Maydew ER, Lansky EP, Dwivedi C. Chemopreventive effects of pomegranate seed oil on skin tumor development in CD1 mice. J Med Food. 2003;6:157–61. doi:10.1089/10966200360716553.

259. Burton A. Chemoprevention: eat ginger, rub on pomegranate. Lancet Oncol. 2003;4:715.

260. Afaq F, Saleem M, Krueger CG, et al. Anthocyanin- and hydrolyzable tannin-rich pomegranate fruit extract modulates MAPK and NF-kappaB pathways and inhibits skin tumorigenesis in CD-1 mice. Int J Cancer. 2005b;113:423–33. doi:10.1002/ijc.20587.

261. Afaq F, Malik A, Syed D, et al. Pomegranate fruit extract modulates UV-B-mediated phosphorylation of mitogen-activated protein kinases and activation of nuclear factor kappa B in normal human epidermal keratinocytes paragraph sign. Photochem Photobiol. 2005a;81:38–45. doi:10.1562/2004-08-06-RA-264.

262. Afaq F, Zaid MA, Khan N, et al. Protective effect of pomegranate-derived products on

UVB-mediated damage in human reconstituted skin. Exp Dermatol. 2009;18:553–61. doi:10.1111/j.1600-0625.2008.00829.x.

263. Afaq F, Khan N, Syed DN, Mukhtar H. Oral feeding of pomegranate fruit extract inhibits early biomarkers of UVB radiation-induced carcinogenesis in SKH-1 hairless mouse epidermis. Photochem Photobiol. 2010;86:1318–26. doi:10.1111/j.1751-1097.2010.00815.x.

264. de Vries E, Trakatelli M, Kalabalikis D, et al. Known and potential new risk factors for skin cancer in European populations: a multicentre case-control study. Br J Dermatol. 2012;167(Suppl 2):1–13. doi:10.1111/j.1365-2133.2012.11081.x.

265. Gensler HL, Williams T, Huang AC, Jacobson EL. Oral niacin prevents photocarcinogenesis and photoimmunosuppression in mice. Nutr Cancer. 1999;34:36–41. doi:10.1207/S15327914NC340105.

266. Schreiber V, Dantzer F, Ame J-C, de Murcia G. Poly(ADP-ribose): novel functions for an old molecule. Nat Rev Mol Cell Biol. 2006;7:517–28. doi:10.1038/nrm1963.

267. Fisher AEO, Hochegger H, Takeda S, Caldecott KW. Poly(ADP-ribose) polymerase 1 accelerates single-strand break repair in concert with poly(ADP-ribose) Glycohydrolase. Mol Cell Biol. 2007;27:5597–605. doi:10.1128/MCB.02248-06.

268. Damian DL, Patterson CRS, Stapelberg M, et al. UV radiation-induced immunosuppression is greater in men and prevented by topical nicotinamide. J Invest Dermatol. 2008;128:447–54. doi:10.1038/sj.jid.5701058.

269. Yiasemides E, Sivapirabu G, Halliday GM, et al. Oral nicotinamide protects against ultraviolet radiation-induced immunosuppression in humans. Carcinogenesis. 2009;30:101–5. doi:10.1093/carcin/bgn248.

270. Park J, Halliday GM, Surjana D, Damian DL. Nicotinamide prevents ultraviolet radiation-induced cellular energy loss. Photochem Photobiol. 2010;86:942–8. doi:10.1111/j.1751-1097.2010.00746.x.

271. Surjana D, Halliday GM, Martin AJ, et al. Oral nicotinamide reduces actinic keratoses in phase II double-blinded randomized controlled trials. J Invest Dermatol. 2012;132:1497–500. doi:10.1038/jid.2011.459.

272. Benavente CA, Schnell SA, Jacobson EL. Effects of niacin restriction on Sirtuin and PARP responses to photodamage in human skin. PLoS One. 2012;7:e42276. doi:10.1371/journal.pone.0042276.

273. Martin AJ, Chen A, Penas PF, Halliday G, Dalziell R, McKenzie C, Scolyer RA, Dhillon HM, Vardy JL, George GS, Chinniah N, Damian D. Oral nicotinamide to reduce actinic cancer: a phase 3 double-blind randomized controlled trial. J Clin Oncol. 2015;33(15):9000. doi:10.1200/jco.2015.33.15.

274. Gu M, Dhanalakshmi S, Singh RP, Agarwal R. Dietary feeding of silibinin prevents early biomarkers of UVB radiation-induced carcinogen-

esis in SKH-1 hairless mouse epidermis. Cancer Epidemiol Biomarkers Prev. 2005;14:1344–9. doi:10.1158/1055-9965.EPI-04-0664.

275. Vaid M, Katiyar SK. Molecular mechanisms of inhibition of photocarcinogenesis by silymarin, a phytochemical from milk thistle (Silybum marianum L. Gaertn.) (review). Int J Oncol. 2010;36(5):1053–60. doi:10.3892/ijo_00000586.

276. Vaid M, Prasad R, Singh T, et al. Silymarin inhibits ultraviolet radiation-induced immune suppression through DNA repair-dependent activation of dendritic cells and stimulation of effector T cells. Biochem Pharmacol. 2013;85:1066–76. doi:10.1016/j.bcp.2013.01.026.

277. Middelkamp-Hup MA, Pathak MA, Parrado C, et al. Oral polypodium leucotomos extract decreases ultraviolet-induced damage of human skin. J Am Acad Dermatol. 2004;51:910–8. doi:10.1016/j.jaad.2004.06.027.

278. Jańczyk A, Garcia-Lopez MA, Fernandez-Peñas P, et al. A Polypodium leucotomos extract inhibits solar-simulated radiation-induced TNF-alpha and iNOS expression, transcriptional activation and apoptosis. Exp Dermatol. 2007;16:823–9. doi:10.1111/j.1600-0625.2007.00603.x.

279. Philips N, Conte J, Chen Y-J, et al. Beneficial regulation of matrixmetalloproteinases and their inhibitors, fibrillar collagens and transforming growth factor-beta by Polypodium leucotomos, directly or in dermal fibroblasts, ultraviolet radiated fibroblasts, and melanoma cells. Arch Dermatol Res. 2009;301:487–95. doi:10.1007/s00403-009-0950-x.

280. Rodríguez-Yanes E, Juarranz Á, Cuevas J, et al. Polypodium leucotomos decreases UV-induced epidermal cell proliferation and enhances p53 expression and plasma antioxidant capacity in hairless mice. Exp Dermatol. 2012;21:638–40. doi:10.1111/j.1600-0625.2012.01544.x.

281. El-Haj N, Goldstein N. Sun protection in a pill: the photoprotective properties of Polypodium leucotomos extract. Int J Dermatol. 2015;54:362–6. doi:10.1111/ijd.12611.

282. Berman B, Ellis C, Elmets C. Polypodium Leucotomos – an overview of basic investigative findings. J Drugs Dermatol. 2016;15:224–8.

283. Howes LG. Selective COX-2 inhibitors, NSAIDs and cardiovascular events – is celecoxib the safest choice? Ther Clin Risk Manag. 2007;3:831–45.

284. Silverstein FE, Faich G, Goldstein JL, et al. Gastrointestinal toxicity with celecoxib vs nonsteroidal anti-inflammatory drugs for osteoarthritis and rheumatoid arthritis: the CLASS study: a randomized controlled trial. Celecoxib long-term arthritis safety study. JAMA. 2000;284:1247–55.

285. Zhang J, Ding EL, Song Y. Adverse effects of cyclooxygenase 2 inhibitors on renal and arrhythmia events: meta-analysis of randomized trials. JAMA. 2006;296:1619. doi:10.1001/jama.296.13.jrv60015.

286. Bavinck JN, Tieben LM, Van der Woude FJ, et al. Prevention of skin cancer and reduction of keratotic

skin lesions during acitretin therapy in renal transplant recipients: a double-blind, placebo-controlled study. J Clin Oncol. 1995;13:1933–8.

287. George R, Weightman W, Russ GR, et al. Acitretin for chemoprevention of non-melanoma skin cancers in renal transplant recipients. Australas J Dermatol. 2002;43:269–73.

288. Kraemer KH, DiGiovanna JJ, Moshell AN, et al. Prevention of skin cancer in xeroderma pigmentosum with the use of oral isotretinoin. N Engl J Med. 1988;318:1633–7. doi:10.1056/NEJM198806233182501.

289. Peck GL, DiGiovanna JJ, Sarnoff DS, et al. Treatment and prevention of basal cell carcinoma with oral isotretinoin. J Am Acad Dermatol. 1988;19:176–85.

290. Tangrea JA, Edwards BK, Taylor PR, et al. Long-term therapy with low-dose isotretinoin for prevention of basal cell carcinoma: a multicenter clinical trial. Isotretinoin-basal cell carcinoma study group. J Natl Cancer Inst. 1992;84:328–32.

291. So P-L, Lee K, Hebert J, et al. Topical tazarotene chemoprevention reduces basal cell carcinoma number and size in Ptch1+/− mice exposed to ultraviolet or ionizing radiation. Cancer Res. 2004;64:4385–9.

doi:10.1158/0008-5472.CAN-03-1927.

292. Peris K, Fargnoli MC, Chimenti S. Preliminary observations on the use of topical tazarotene to treat basal-cell carcinoma. N Engl J Med. 1999;341:1767–8. doi:10.1056/NEJM199912023412312.

293. Atigadda VR, Xia G, Desphande A, et al. Methyl substitution of a rexinoid agonist improves potency and reveals site of lipid toxicity. J Med Chem. 2014;57:5370–80. doi:10.1021/jm5004792.

294. Brtko J, Thalhamer J. Renaissance of the biologically active vitamin a derivatives: established and novel directed therapies for cancer and chemoprevention. Curr Pharm Des. 2003;9:2067–77.

295. Desphande A, Xia G, Boerma LJ, et al. Methyl-substituted conformationally constrained rexinoid agonists for the retinoid X receptors demonstrate improved efficacy for cancer therapy and prevention. Bioorg Med Chem. 2014;22:178–85. doi:10.1016/j.bmc.2013.11.039.

296. Chen AC, Martin AJ, Choy B, et al. A phase 3 randomized trial of nicotinamide for skin-cancer chemoprevention. N Engl J Med. 2015;373:1618–26. doi:10.1056/NEJMoa1506197.

第九章 环境颗粒物和皮肤

Andrea Vierkötter, Jean Krutmann, and Tamara Schikowski

一、环境颗粒物及其对健康的影响

(一) 环境颗粒物的特征

环境颗粒物(PM)是环境空气污染的组成部分之一,可由自然过程(如火山活动或沙尘暴或人类活动(如化石燃料燃烧或化学生产)产生。此外,根据空气污染物的形成方式。包括PM在内的空气污染物可分为一级和二级污染物。一级污染物是直接排放的污染物。二级污染物是指大气中的一级污染物相互反应或相互作用产生转化产物而形成的污染物。PM污染不是空气污染的特定单一成分,而是由极微小颗粒和液滴组成的复杂混合物。它由许多成分组成,包括酸、有机化学品、金属以及土壤和灰尘颗粒,通常根据其颗粒大小(表9-1)和渗透能力进行分类。

除此之外,根据颗粒大小和渗透能力将PM分为两个主要类别,即PM$_{10}$ 和 PM$_{2.5}$。PM$_{10}$ 是直径小于或等于 10μm、能够进入鼻腔的悬浮颗粒。PM$_{2.5}$ 是最大直径为 2.5μm、能够进入支气管和肺部的悬浮颗粒。

表 9-1 中描述的 PM 分类不仅反映了其颗粒大小,还反映了其来源和形成过程。就此而言,粗颗粒主要来源于农业、采矿、风暴或火山爆发产生的灰尘、土壤,或其他地壳物质形成的悬浮颗粒。除此之外,粗颗粒的成分还包括海盐、花粉、真菌、孢子和其他生物材料。细颗粒主要来源于燃烧过程的直接排放,例如汽车的汽油和柴油燃烧、木材燃烧、燃煤发电以及冶炼厂、水泥厂、造纸厂和钢厂等工业生产过程。细颗粒还包含转化产物,包括硝酸盐和硫酸盐颗粒。超细颗粒通常是来自燃烧相关来源的新鲜排放物,例如汽车尾气和大气光化学反应。它们的存留时间很短,通常为几分钟或几小时,因为它们通过凝结和/或冷凝作用迅速增大为 PM$_{2.5}$ 颗粒大小的复杂聚集体。

表 9-1　根据颗粒大小定义的颗粒物质（PM）分类

PM 分类	颗粒大小
总悬浮颗粒（TSP）	直径为 30μm 以下的所有颗粒
PM$_{10}$	直径 ≤ 10μm 的颗粒
粗颗粒	直径为 2.5~10μm 的颗粒
PM$_{2.5}$ 或细颗粒	直径 ≤ 2.5μm 的颗粒
超细颗粒或 PM$_{0.1}$ 或纳米颗粒（用于工程材料描述）	直径 ≤ 0.1μm 的颗粒

　　在欧洲，已经建立了一个旨在减少 PM 排放等空气污染的监管体系。然而，欧洲各地的环境 PM 浓度仍然超过了欧盟制订的短期和长期标准。根据最新的空气质量指令《欧洲环境空气质量和清洁空气指令》（指令 2008/50/EC）规定，PM$_{10}$ 的日限值为 50μg/m³，其浓度超过日限值的天数不得超过 35 天，同时年平均值浓度不得超过 40μg/m³。该指令没有规定 PM$_{2.5}$ 的每日限值，但规定 PM$_{2.5}$ 年平均值不应高于 25μg/m³（表 9-2）。然而，欧盟制定的这些标准还没有世界卫生组织（WHO）2005 年制定的标准那么严格（表 9-2）。

　　WHO 制定 PM 限制标准旨在为决策者提供专家评估和当前科学证据，指导决策管理以减少空气污染对人类健康的不利影响。这意味着按照欧洲现行标准进行管理，不能消除空气污染对人类健康的不利影响。在其他国家，情况更糟。有研究通过卫星图像获得了全球 PM 水平数据，结果显示印度北部和中国的 PM$_{2.5}$ 水平特别高（图 9-1），年平均值超过 50μg/m³[4]。

表 9-2　世界卫生组织（WHO）、欧盟（EU）和美国制订的 PM$_{10}$ 和 PM$_{2.5}$ 空气政策管理目标

来源	PM$_{10}$/（μg/m³）		PM$_{2.5}$/（μg/m³）	
	1 年	24h	1 年	24h
WHO[1]	20	50ᵃ	10	25ᵃ
EU[2]	40	50ᵇ	25	
USA[3]	50	150	15	65

ᵃ 每年不得超过 3 天。
ᵇ 每年不得超过 35 天。

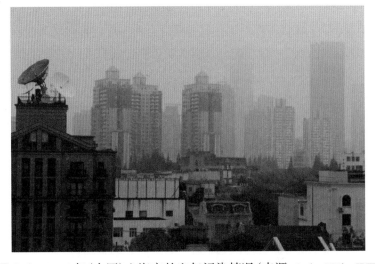

图 9-1　2014 年（中国）上海市的空气污染情况（来源：Anke Hüls，IUF）

(二) 环境颗粒物对健康的影响

2012 年,WHO 报告称,全球有 370 万人死于环境空气污染,这使得空气污染成为当前世界上最大的单一环境健康风险因素。此外,2013 年,国际癌症研究机构(IARC)将室外空气污染和颗粒物归类为人类致癌物质。在欧洲、美国和中国的研究都表明,PM 的急性和慢性影响可以增加心血管和呼吸道发病率和死亡率[5-10]。此外,越来越多的证据表明,其他器官也可能受到环境颗粒污染的影响。最近的报告表明,颗粒物污染与神经退行性疾病(如认知功能障碍、阿尔茨海默症和潜在的帕金森病)的发生之间存在联系[11,12]。近来,还有越来越多的证据表明环境颗粒污染也可能对人体皮肤产生负面影响。

二、环境颗粒物对皮肤影响的流行病学研究

尽管流行病学研究已强调污染对人类健康的不利影响,但对于环境污染对皮肤的不利影响,我们仍知之甚少。然而,近年来越来越多的证据表明,环境 PM 暴露也会影响人体皮肤。皮肤作为人体最外层的屏障,直接接触空气污染物,因此,环境空气污染对皮肤的影响是显而易见的。

(一) 环境颗粒物暴露和皮肤疾病

与健康皮肤相比,皮肤屏障功能受损的病变皮肤可能更容易受到环境 PM 暴露的影响。因为颗粒或与颗粒结合的物质可能更容易穿透病变皮肤。有几项研究表明,环境空气污染与湿疹症状发生风险增加之间存在联系。下面介绍了这三项研究。第一项研究是 Larrieu 等[13]进行的,他们调查了波尔多(法国)地区 2000—2006 年间 PM_{10} 等空气污染的每日污染水平与因皮疹等各种疾病进行医疗家访次数之间的联系。皮疹被指定为皮炎、湿疹和荨麻疹的健康观察指标。每日家访次数数据是从一个名为 SOS Médecins 的全科医生网络获得的,每日环境空气污染物水平数据由当地空气质量监测网络 AIRAQ 提供。研究区域包括 22 个城市和 60 多万居民。在为期 7 年的研究期间,SOS Médecins Bordeaux 共记录了 895 710 次医疗家访,相当于每日平均 350 次。调查结果显示,在 PM_{10} 增加后的 3 天内,健康指标皮疹的发生风险增加了 3.2%(95% CI:−0.2%~6.8%)。第二项研究调查了交通相关的空气污染($PM_{2.5}$ 吸光度和 NO_2)与儿童呼吸道过敏和湿疹的发生率和流行率之间的关系,研究对象是来自北莱茵威斯特法伦州(德国)污染较低的韦塞尔地区的儿童[14]。交通相关的空气污染与呼吸道过敏和湿疹之间的显著正相关关系已经在慕尼黑(德国)[15]污染严重的都市地区得到了证明。在韦塞尔地区进行的研究招募了 1995—1999 年出生的 3 390 名新生儿,然后调查随访至 6 岁。通过年度问卷记录呼吸

道过敏和湿疹的诊断和症状。每次随访均会询问父母，自上次随访以来，医生是否对孩子作出过过敏性湿疹的诊断。父母还被问及孩子是否出现了持续至少 2 周的间歇性瘙痒性皮疹。在受试儿童 6 岁时进行湿疹和 IgE 致敏状态的临床试验。通过土地利用回归模型分析儿童家庭地址中与交通相关的 $PM_{2.5}$ 吸光度和 NO_2 个体暴露量。通过住所到下一条主要道路的距离进一步描述评估暴露程度。在出生到 6 岁之间被医生诊断出湿疹的受试者所占比例超过 20%。其中 8% 的受试者在 6 岁时仍然被医生诊断出湿疹。临床调查出湿疹的时点患病率为 4%。居住在交通相关空气污染较高地区的儿童，6 岁时湿疹的患病率明显较高。例如，校正后的医生诊断湿疹在每 90% 烟尘浓度范围内的相对风险为 1.69（95% CI：1.04~2.75）。湿疹现患率也与此有关。空气污染对父母曾患过敏的儿童的影响明显更大。然而，湿疹的发生率本身与交通相关的空气污染无关。作者得出结论，与交通有关的空气污染的影响在于延长湿疹的病程而不会导致湿疹新发。

在第三项研究中，Kim 等人[16]调查发现，环境空气污染是特应性皮炎（AD）的加重因素。上述作者在韩国首尔进行了一项长期研究，以评估户外空气污染物对特应性皮炎儿童皮肤症状的临床影响。该研究于 2009—2010 年进行，为期 18 个月。对每天是否出现 3AD 症状的确定标准是，瘙痒和睡眠障碍的症状量表分级为 4 或大于 4，并伴有以下症状中的至少一种：红斑、水肿或渗出。用距离每个受试者住宅地最近的监测站点检测到的空气污染浓度表示其空气污染暴露程度。在整个研究期间，患者出现 AD 症状的当天，包括 PM 在内的不同环境污染物的浓度高于其未出现 AD 症状的时间。PM_{10} 每增加 $1\mu g/m^3$，受试者第二天 AD 症状的发生率增加 0.44%（95% CI：0.12%~0.77%），两者存在显著相关性。

（二）环境颗粒物对健康皮肤的影响

Vierkötter 等人[17]发表的一项研究首次表明，环境颗粒物暴露也会对健康的人体皮肤产生负面影响。他们在一项流行病学研究中发现，与交通相关的慢性 PM 暴露与外在皮肤衰老显著相关。这些流行病学数据来自一个女性队列，即 SALIA 队列，该队列于 1985—1994 年间在德国创建，属于一个环境健康调查的一部分，该调查是北莱茵威斯特法伦州（NRW）政府为评估空气污染对肺部疾病的影响而提出的空气净化计划的一部分。进行调查的这些区域代表了交通，钢铁和煤炭行业环境 PM 暴露范围。在调查基线期，所有居住在选定区域的 54~55 岁女性都被要求参加调查。然后在 2006 年进行了随访问卷调查，2007—2009 年以及 2012 年和 2013 年进行了包括皮肤衰老评估在内的随访调查。使用 SALIA 队列研究数据，Vierkötter

等人[17]首次确定了环境 PM 暴露与外在皮肤衰老之间的关联,特别是环境烟尘暴露与色素斑形成之间的关联。具体而言,烟灰暴露每增加四分位数范围,色素斑的发生率增加 1.2 倍(95% *CI*:1.03~1.40)(图 9-2)。

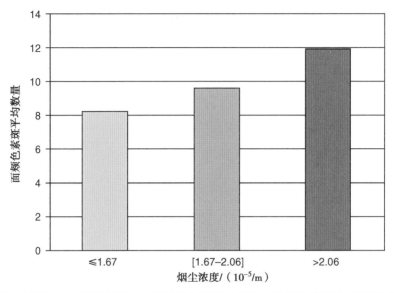

图 9-2　在 SALIA 研究队列中,随着烟尘浓度的增加,脸颊色素斑的平均数量增加

另一项研究调查了城市污染对生活在墨西哥的志愿者皮肤的生化和临床参数的影响[18],研究共纳入了 189 名健康志愿者(96 名来自墨西哥城的志愿者和 93 名来自库埃纳瓦卡的志愿者)根据设计,研究对生活在墨西哥城高污染环境中的志愿者的皮肤参数与生活在距离墨西哥城 50km 的库尔纳瓦卡的污染较轻环境中的志愿者的皮肤参数进行了比较。研究测量了面部皮肤 pH 值和保湿水平、皮脂生成水平、红斑数量和黑色素指数。此外,为了测量生化参数,用棉垫采集受试者皮脂,用胶带剥离获得浅表角质层。在皮脂样本中,测量了抗氧化剂角鲨烯和维生素 E 以及乳酸和胆固醇水平。在角质层样品中,测量了促炎标记物白介素

(IL)-1α、三磷腺苷(ATP)、角化粒素、氧化蛋白、类胰蛋白酶和类胰凝乳蛋白酶活性。此外,皮肤科医生还向志愿者询问了他们一些皮肤的临床症状的情况。这项研究提供证据证明了两个研究区域的志愿者中,一些测量皮肤参数之间存在显著差异。例如,库尔纳瓦卡志愿者的皮肤测得的保湿水平明显高于墨西哥城,表明生活在墨西哥城的志愿者皮肤干燥。此外,来自墨西哥城的志愿者的皮脂样本中角鲨烯和维生素 E 水平低于来自库埃纳瓦卡的志愿者的。此外,来自墨西哥城的志愿者角质层样品中氧化蛋白含量较高,而来自库埃纳瓦卡志愿者角质层样本中 IL-1α 和 ATP 含量较高。所有这些结果表明,城市污染对皮肤质量有影响。

三、环境颗粒物引起的皮肤效应的可能机制解释

(一) 由外及内的效应

从理论角度来看,环境颗粒物(PM)可能产生由外及内的效应,即PM直接从空气渗透到皮肤中而产生影响。空气颗粒从空气中进入皮肤的渗透能力尚未得到充分研究,这种能力取决于颗粒大小和颗粒的化学成分(无机或有机)[19,未找到目录项。20]。在肺部,PM暴露与活性氧(ROS)的产生有关[21]。目前尚不清楚PM暴露对皮肤细胞是否也有这种作用。流行病学研究中观察到的生物学效应也可能归因于与颗粒结合的物质。例如,不完全燃烧产生的PM表面会携带多环芳烃(PAH)等有机化学物质。PAH具有高度亲脂性,易于渗透皮肤。如上所述,Vierkötter等人[17]发现了外源性皮肤衰老和烟尘暴露(一种被多环芳烃覆盖的碳颗粒混合物)之间存在极强关联。PAH的作用方式很可能源于皮肤中芳基烃受体(AhR)信号的激活,因为PAH是AhR的配体,而AhR几乎在所有的皮肤细胞群中表达,包括角质形成细胞和黑色素细胞[22-24]。有实验证据表明,将人类角化细胞培养物暴露于亚洲沙尘暴颗粒,可能导致AhR表达增加和促炎介质上调[25]事实上,最近机制研究表明,将离体人体皮肤暴露于环境相关的柴油废气会影响包括AhR特征基因(如细胞色素P450(CYP)1A1)在内的基因的转录(Krutmann等人,未发表)。AhR激活和CYP1A1表达增加的一个生物学后果是ROS的生成增加,这提示局部应用AhR拮抗剂[24,26]以及抗氧化剂可能有助于保护人类皮肤免受PM相关损伤。然而,这些研究并不排除颗粒物本身(除表面结合材料外)也可能具有影响皮肤细胞的能力,正如其对肺上皮细胞的作用一样。

(二) 由内及外的效应

另一种可能是PM可产生由内及外的效应。这意味着PM暴露可能导致全身效应,该过程中颗粒物穿透肺部后进入循环系统,或者通过在肺部引起炎症反应,从而导致全身炎症反应。全身性炎症也可能对皮肤有害。已经有研究提出了空气污染通过相同作用模式对心血管疾病产生影响[27],但还需要进一步研究其空气污染对皮肤的影响。

四、结论和展望

尽管许多国家都提出了限制环境颗粒物暴露的指南,但目前的空气污染水平仍可能对人类健康(包括皮肤健康)产生负面影响。环境PM不仅通过触发特应性皮炎症状影响病变皮肤,还通过影响皮肤生理参数和促进外源性皮肤衰老影响完整、健康的皮肤。环境PM暴露对病变或健康皮肤的影响可能有不同的机制,将来还需要对此进行

进一步研究。此外,调查种族背景在环境 PM 影响皮肤健康中的作用也很重要。此外,在一个群体中可能存在易感群体,他们的特定基因组成可能使环境 PM 暴露对某些皮肤症状表现的影响增加。总之,需要更多的研究来揭示 PM 暴露对不同人群和易感人群的作用机制。这项研究可能有助于制定保护人类皮肤免受环境 PM 损害的最佳策略。

参考文献

1. World Health Organization. Air quality guidelines for particulate matter, ozone, nitrogen dioxide and sulfur dioxide. Global update 2005. WHO/SDE/PHE/OEH/06.02. 2005. http://whqlibdoc.who.int/hq/2006/WHO_SDE_PHE_OEH_06.02_eng.pdf

2. Directive 2008/50/EC of the European Parliament and of the Council of 21 May 2008 on ambient air quality and cleaner air for Europe. 2008. http://eur-lex.europe.eu/LexUriServ/LexUriServ.do?uri=OJ:L:2008:152:0001:0044:EN:PDF

3. National Ambient Air Quality Standards (NAAQS). Washington, DC: US Environmental Protection Agency. www.epa.gov/air/criteria.html

4. Van Donkelaar A, Martin R, Brauer M, Kahn R, Levy R, Verduzco C, et al. Global estimates of ambient fine particulate matter concentrations from satellite based aerosol optical depth: development and application. Environ Health Perspect. 2010;118:847–55.

5. Katsouyanni K, Touloumi G, Samoli E, Gryparis A, Le Tertre A, Monopolis Y, et al. Confounding and effect modification in the short-term effects of ambient particles on total mortality: results from 29 European cities within the APHEA2 Project. Epidemiology. 2001;12:521–31.

6. Samet JM, Zeger SL, Dominici F, Curriero F, Coursac I, Dockery DW, Schwartz J, et al. The national morbidity, mortality and air pollution study part II: morbidity and mortality from air pollution in the United States. In: Research report from Health Effects Institute. 2002. www.cabq.gov/airquality/documents/pdf/samet2.pdf

7. Xu MM, Jia YP, Li GX, Liu LQ, Mo YZ, Jin XB, et al. Relationship between ambient fine particles and ventricular repolarization changes and heart rate variability of elderly people with heart disease in Beijing, China. Biomed Environ Sci. 2013;26:629–37.

8. Guo Y, Jia Y, Pan X, Liu H, Wichmann HE. The association between fine particulate air pollution and hospital emergency room visits for cardiovascular diseases in Beijing, China. Sci Total Environ.

9. Madaniyazi L, Guo Y, Ye X, Kim D, Zhang Y, Pan X. Effects of airborne metals on lung function in inner Mongolian schoolchildren. J Occup Environ Med. 2013;55:80–6.

10. Li P, Xin J, Wang Y, Wang S, Li G, Pan X, et al. The acute effects of fine particles on respiratory mortality and morbidity in Beijing, 2004–2009. Int Environ Sci Pollut Res. 2013;20:6433–44.

11. Ranft U, Schikowski T, Sugiri D, Krutmann J, Krämer U. Long-term exposure to traffic-related particulate matter impairs cognitive function in the elderly. Environ Res. 2009;109(8):1004–11.

12. Schikowski T, Vossoughi M, Vierkötter A, Schulte T, Teichert T, Sugiri D, Fehsel K, Tzivian L, Bae IS, Ranft U, Hoffmann B, Probst-Hensch N, Herder C, Krämer U, Luckhaus C. Association of air pollution with cognitive functions and its modification by APOE gene variants in elderly women. Environ Res. 2015;142:10–6.

13. Larrieu S, Lefranc A, Gault G, Chatignoux E, Couvy F, Jouves B, et al. Are the short-term effects of air pollution restricted to cardiorespiratory diseases. Am J Epidemiol. 2009;169:1201–8.

14. Krämer U, Sugiri D, Ranft U, Krutmann J, von Berg A, Berdel D, et al. Eczema, respiratory allergies, and traffic-related air pollution in birth cohorts from small-town areas. J Dermatol Sci. 2009;56:99–105.

15. Morgenstern V, Zutavern A, Cyrys J, Brockow I, Koletzko S, Krämer U, et al. Atopic diseases, allergic sensitization, and exposure to traffic-related air pollution in children. Am J Respir Crit Care Med. 2008;177:1331–7.

16. Kim J, Kim EH, Oh I, Jung K, Han Y, Cheong HK, et al. Symptoms of atopic dermatitis are influenced by outdoor pollution. J Allergy Clin Immunol. 2013;132:495–7.

17. Vierkötter A, Schikowski T, Ranft U, Sugiri D, Matsui M, Krämer U, Krutmann J. Airborne particle exposure and extrinsic skin aging. J Invest Dermatol. 2010;130(12):2719–26.

18. Lefebvre MA, Pham DM, Boussouira B, Bernard D, Camus C, Nguyen QL. Evaluation of the impact of urban pollution on the quality of skin: a multicentre study in Mexico. Int J Cosmet Sci. 2015;37(3):329–38.

19. Lademann J, Richter H, Schanzer S, Knorr F, Meinke M, Sterry W, Patzelt A. Penetration and storage of particles in human skin: perspectives and safety aspects. Eur J Pharm Biopharm. 2011;77(3):465–8.

20. Bolzinger MA, Briançon S, Chevalier Y. Nanoparticles through the skin: managing conflicting results of inorganic and organic particles in cosmetics and pharmaceutics. Wiley Interdiscip Rev Nanomed Nanobiotechnol. 2011;3(5):463–78.

21. Donaldson K, Mills N, MacNee W, Robinson S, Newby D. Role of inflammation in cardiopulmonary health effects of PM. Toxicol Appl Pharmacol. 2005;207:483–8.

22. Fritsche E, Schäfer C, Calles C, Bernsmann T, Bernshausen T, Wurm M, et al. Lightening up the UV response by identification of the arylhydrocarbon receptor as a cytoplasmatic target for ultraviolet B radi-

ation. Proc Natl Acad Sci U S A. 2007;104:8851–6.

23. Jux B, Kadow S, Luecke S, Rannug A, Krutmann J, Esser C. The aryl hydrocarbon receptor mediates UVB radiation-induced skin tanning. J Invest Dermatol. 2011;131:203–10.

24. Haarmann-Stemmann T, Esser C, Krutmann J. The Janus-Faced role of aryl hydrocarbon receptor signaling in the skin: consequences for prevention and treatment of skin disorders. J Invest Dermatol. 2015;135(11):2572–6.

25. Choi H, Shin DW, Kim W, Doh SJ, Lee SH, Noh M. Asian dust storm particles induce a broad toxicological transcriptional program in human epidermal keratinocytes. Toxicol Lett. 2011;200(1–2):92–9.

26. Tigges J, Haarmann-Stemmann T, Vogel CF, Grindel A, Hübenthal U, Brenden H, Grether-Beck S, Vielhaber G, Johncock W, Krutmann J, Fritsche E. The new aryl hydrocarbon receptor antagonist E/Z-- 2-benzylindene-5,6-dimethoxy-3,3-dimethylindan-1- one protects against UVB-induced signal transduction. J Invest Dermatol. 2014;134(2):556–9.

27. Brook RD, Rajagopalan S, Pope CA 3rd, Brook JR, Bhatnagar A, Diez-Roux AV, Holguin F, Hong Y, Luepker RV, Mittleman MA, Peters A, Siscovick D, Smith SC Jr, Whitsel L, Kaufman JD. American Heart Association Council on epidemiology and prevention, Council on the kidney in cardiovascular disease, and Council on nutrition, physical activity and metabolism. Particulate matter air pollution and cardiovascular disease: an update to the scientific statement from the American Heart Association. Circulation. 2010;121(21):2331–78.

第十章 持久性有机污染物（POP）与皮肤

M. M. Leijs，Janna G. Koppe，T. Kraus，J. M. Baron，
and H. F. Merk

持久性有机污染物（POP）是一组无处不在的人为有毒环境污染物的名称，它们对环境和人类健康都会产生不利影响。皮肤是持久性有机污染物的毒性作用的主要靶器官以及这些化合物毒性的信号转导器官。氯痤疮是系统接触较高水平具有致氯潜能的持久性有机污染物后发生的最明显例子。首先，我们将讨论持久性有机污染物的化学和毒理学特性，最后讨论源自持久性有机污染物的皮肤疾病（包括痤疮、癌症、卟啉症等）的病理生理学。

一、持久性有机污染物（POP）

持久性有机污染物（POP）是一组无处不在的人为有毒环境污染物的名称，它们对环境和人类健康都会产生不利影响。

持久性有机污染物中的 12 种化合物已被环境保护署（EPA）认定为最有害[1]。它们被称为十二污染 the dirty dozen（表 10-1）：除二噁英（PCDD/Fs）外，大多数列出的化合物都是人为生产的。其中包括用于农业的杀虫剂和杀菌剂，因此也会进入食物链。虽然大多数这些杀虫剂是被禁止的，但据报道这些杀虫剂仍然在发展中国家使用。

表 10-1 十二污染

艾氏剂	杀虫剂
氯丹	杀虫剂
DDT	杀虫剂
狄氏剂	杀虫剂
异狄氏剂	杀虫剂
七氯	杀虫剂
六氯苯	杀菌剂
灭蚁灵	杀虫剂
毒杀芬	杀虫剂
PCB	因其耐火性，低导电性用于电气设备
二噁英（PCDD）	在化学，热，光化学和酶促反应过程中无意形成
二噁英（呋喃）（PCDF）	

根据斯德哥尔摩公约，该表代表最初的 12 种持久性有机污染物。

由于其如今持续存在，在世界上大多数人口血清中的背景水平仍可

测得。新添加的持久性有机污染物包括阻燃剂多溴联苯(PBB),特别是六溴代二苯(HBB),除草剂十氯酮和杀虫剂林丹,也称为 γ- 六氯环己烷(γ-HCH)及其副产物[α- 六氯环己烷(α-HCH)]和 β- 六氯环己烷(β-HCH)。其他重要的新添加的持久性有机污染物是多溴联苯醚(PBDE,一种阻燃剂)和五氯苯(PeCB,杀虫剂和阻燃剂)的一些同源物,以及在各种工业和消费产品(电子、液压油和纺织品)中用作表面活性剂的全氟辛烷磺酸(PFOS)和全氟辛烷磺酰氟(PFOSF)、硫丹(木材防腐剂中使用的杀虫剂)和六溴代环十二烷(HBCD,阻燃剂)。由于它们的持久性,这些化合物通过食物网会进行生物累积。为了减少并逐渐消除这些持续的内分泌干扰和致癌化合物,已经制订了三项主要公约。其中之一,《关于持久性有机污染物的斯德哥尔摩公约》于 2001 年通过。该公约建立在预防原则的基础上,这一原则在环境法中得到广泛使用。

(一) 多氯联苯和二噁英: 环境皮肤病的经典致病因子

多氯二苯并对二噁英(PCDD)和多氯二苯并呋喃(PCDF)属于二噁英组。PCDD 分子(图 10-1)存在两个由两个氧原子连接的苯环。在 PCDF 中(图 10-2)两个苯环通过一个氧原子连接。碳原子可以连接在 1~4 和 6~9 位的氯原子上。有 75 种可能的 PCDD 和 135 种可能的 PCDF。在几起造成

严重健康影响、严重出生畸形和死亡的化学事故之后,二噁英和多氯联苯已为公众所熟知。二噁英发挥某种毒性,可用毒性当量因子(TEF)测量;分子上氯原子的位置决定了每种同类物的毒性。含有一至三个氯原子的 PCDD/Fs 被认为没有显著的毒理学意义。毒性最大的二噁英是 2,3,7,8-TCDD;该化合物是开发毒性当量因子(TEF)的参考。

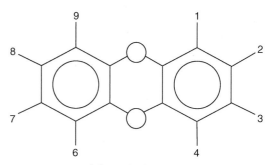

图 10-1　多氯二苯并对二噁英(PCDD)

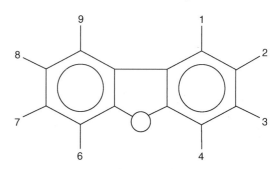

图 10-2　多氯二苯并呋喃(PCDF)

PCDD 和 PCDF 可在化学、热、光化学和酶促反应过程中形成。已经确定了几种导致 PCDD 和 PCDF 形成的热过程。PCDD/Fs 的排放源为[2-4]:

- 城市固体废物、污水污泥、煤炭、泥炭、木材、医院废物和危险废物的焚烧
- 吸烟
- 木纸和纸浆的漂白

- 水泥窑
- 钢和铜等金属的生产
- 受污染的商业产品,如氯化酚和多氯联苯
- 电线再利用
- 化石燃料燃烧,柴油重型卡车,香烟烟雾
- 后院桶燃烧
- PCB 填充电气设备的事故

(二) 非工业化国家中这些化合物的主要来源是垃圾焚烧[2]

一旦在环境中释放,单个同系物的命运和行为取决于这些物理化学性质,并且更高氯化的化合物更亲脂。由于这种亲脂特性,这些化合物对有机化合物的吸收敏感,且只有少量溶于水。由于它们在我们的环境可以持续存在,它们会对我们体内的生理过程产生生物累积和持续性的影响。

多氯联苯(PCB)是具有相似结构的 209 种化合物(同系物)的名称(图10-3)。在 PCB 中,氯分子在 PCB 分子上的位置可以分为正位、间位和对位。非邻位取代的同系物和一些单邻位同系物可以具有平面结构,因此有时被称为二噁英样(dl)PCB,并且可以通过 Ah 受体发挥某种毒性。由于其耐火性、低导电性、高热传导性和高抗热降解性,PCB 主要用作电气设备中的电隔离器。从 20 世纪 30 年代开始,全球多氯联苯的产量急剧增加,在20 世纪七八十年代达到最大值[5]。自20 世纪 30 年代以来,大量的二噁英

和多氯联苯已被释放到环境中。生物体,最终是人类,通过摄入(食物、饮用水)、吸入和皮肤接触暴露。

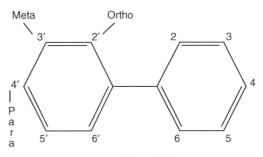

图 10-3　多氯联苯(PCB)

摄入是欧洲二噁英和多氯联苯暴露的主要途径(90%),主要通过肉类 和 肉 类 产 品 (23%~27%)、乳 制 品(17%~27%) 和 鱼 类 (16%~26%)。 然而,皮肤吸收和吸入在职业暴露中也起着重要作用[6]。

由于这些化合物的累积性质,食物链中的每一步都会增加生物体内二噁英的浓度(生物累积)。一旦摄入,二噁英和多氯联苯主要储存在脂肪组织和肝脏中,这是它们疏水性的结果。首次在人体中测量二噁英是在 1956 年进行的,当时一位化学家用四氯二苯并二噁英(TCDD) 和四溴二苯并对二噁英污染自己完成了测试[7]。目前,在整个工业化世界中已发现这些化合物的背景水平。自 20 世纪 90 年代以来,由于更好的立法和废物焚化炉的过滤器,二噁英的背景水平正在下降[8]。

使用半衰期测量它们在人体中停留的时间,半衰期定义为材料量减少50% 之前所需的时间。每种 PCB 和二噁英同系物半衰期各不相同。通常

认为人体内二噁英和多氯联苯的平均半衰期为 7~9 年[9]，但可能更短[10]。对于多氯联苯，这很大程度上取决于分子上氯的含量[11]。

PCDD/PCDF 和平面型（类二噁英）多氯联苯通常由于其相似的毒性而被放在一起讨论。它们具有结合芳香烃受体（AhR）的能力。AhR 是多蛋白复合物和胞质转录因子，其在正常条件下是无活性的，并且与称为共伴侣的其他蛋白质结合。它存在于多种细胞类型和物种中。已知这些受体的结合通过诱导 CYP1 基因家族诱导细胞色素 P450 的表达。此外，还诱导了其他异生物质代谢酶，转运蛋白和其他 AhR 基因群[12,13]。

Ah 受体可与二噁英类化合物如苯并芘等配体结合；也存在天然存在的配体，如色氨酸和胆红素的衍生物；但它们对受体的亲和力低于 TCDD 并且迅速降解[14,15]。

类二噁英化合物（PCDD/Fs 和平面 PCB）能够与 Ah 受体结合，因此被认为其行为类似于抗雌激素。然而，一项研究表明，一些二噁英类化合物也具有雌激素特性[16]。为了预测 PCDD、PCDF 和二噁英类 PCB 对健康的影响，开发了毒性当量得分（TEQ），认为 TCDD 是毒性当量因子（TEF）为 1 的最有毒化合物[17,18]。导致 50% 死亡率的剂量称为（致死剂量）LD50。这种剂量对于不同物种也有所不同。例如，豚鼠和仓鼠之间的 LD50 值变化高达 5 000 倍。对于鱼类中的 TCDD，它是物种依赖性的，范围为 3 000~16 000pg/TCDD/g 鱼[19]。

虽然豚鼠和仓鼠的 LD50 值变化高达 5 000 倍，但 TCDD 诱导的芳烃羟化酶（AHH）和乙氧基呋喃 -O- 脱乙酰酶（EROD）酶诱导和生殖毒性在这两个物种中非常相似[20]。

像多氯联苯和二噁英这样的亲脂性化学物质可以通过胎盘，通过脐静脉直接通过卵圆孔到达心脏的左侧，主动脉和大脑，胰腺和肾脏等器官。此外，它们在母乳中排泄，从而导致大量接触哺乳的后代[21,22]。在生殖影响方面，儿童在胎儿和哺乳期间的暴露被认为是最敏感的暴露窗口[23-26]。在青春期期间经历激素变化的青少年可能也具有更大的易感性风险，因此在环境暴露健康影响方面具有更高的风险[27]。

多氯联苯的非二噁英类同源物可能产生不同的影响。已经描述了苯巴比妥样的雌激素和神经毒性作用[28,29]。然而，在一些研究中，与体外雌激素受体（ER）结合似乎较弱[30]。多氯联苯及其羟基化代谢物也因其对甲状腺调节通路的影响而闻名，同时降低和增加血清甲状腺素（T4）水平[31,32]。

二、观察到的（皮肤）健康影响和化学事故

动物实验表明高剂量暴露二噁英后几天出现严重的显著体重减轻，出现消瘦综合征，然后显示出致死率。各种研究都着眼于二噁英 /PCB 暴露

对人体的影响；最著名的研究队列是基于化学事故的高度暴露的个体，最重要的事故是 Yusho、Seveso、Yucheng 和 Agent Orange 事件。

（一）Yusho 事件

1968 年，日本 Kanemi 公司在九州生产的米糠油受到多氯联苯和多氯二苯并呋喃污染后，并发生大规模中毒事件。这种油被卖给家禽养殖户用作饲料添加剂，也卖给消费者用于烹饪。家禽食用这种饲料后农民报告称他们的家禽因明显的呼吸困难而死亡；共有 40 万只禽类死亡。食用这种油的人出现了一种疾病，其特征是痤疮样出疹、皮肤色素沉着和眼睛出现分泌物。这种疾病被命名为 Yusho（油病）。超过 1 800 名患者已登记为患有 Yusho 并约 300 人死亡[33,34]。

（二）Yucheng 病

与 Yusho 类似，1978 年在中国台湾也发生了类似的事件。PCB 混合物（Kanechlor 400，500）被中国台湾中部的一家大米油公司用作大米油除臭和脱色过程中的传热介质。PCB 与其热降解产物（PCDF）一起泄漏到大米油中，使中国台湾岛上的 2 000 人发生中毒。暴露的人群出现了氯痤疮、色素沉着过度、周围神经病变和其他症状，后来被称为 Yucheng 病[35,36]。

（三）Seveso

1976 年，在 Seveso，意大利米兰以北约 15km（9 英里）的一家小型化学品制造厂发生爆炸。大量的 2,3,7,8-TCDD——毒性最大的二噁英，通过爆炸释放到环境中。几天之内，共发现 3 300 只动物死亡，主要是家禽和兔子。

爆炸导致的主要人体健康损害，包括暴露于此环境中的成年人和儿童畸形、孕妇流产、呼吸道问题、癌症和死亡[37,38]。

（四）橙剂

橙剂（Agent Orange）是越南战争期间美国军队使用的化学落叶剂强大混合物。美国军队在越南南部喷洒了超过 5 400 万升受 TCDD 污染的除草剂。除了在该地区的抑制剂中观察到的作用外，退伍军人中还发现了与良性脂肪瘤、氯痤疮、水疱皮疹和畏光症病史有显著的剂量 - 反应关系[39]。

三、表观遗传学和多氯联苯

在斯洛伐克（东欧），Chemko 工厂在拉博雷克河（Laborec River）中倾倒了大量的多氯联苯，米哈洛夫采（Michalovce）的这个区域是 PCB 污染最严重的地区之一。经研究对人口的影响，发现男婴比女婴出现了更多的生长受限，神经发育不良，甲状腺素水平降低；听力障碍，对耳蜗外毛细胞有害；以及几种甲状腺和代谢紊乱和糖尿病的内分泌紊乱。在 46 月龄儿童的现有母子出生队列中，进行了基因表达和相关疾病通路分析,发现与当前的 PCB 水平相关(15 种同源物)。一些值得注意的基因,如 BCL2、PON1 和 ITGB1,在本研究中有显著改变,相关通路分析解释了参与心血管疾病和癌症等疾病过程。有趣的是,分子 SOX10、PIK3R5 和 BCL2 提到了黑色素细胞发育和色素沉着信号[40]。已知 SOX10 基因与瓦登伯革氏症候群(Waardenburg syndrome)有关,其中可见皮肤、毛发和眼睛的色素紊乱以及听觉问题和葡萄膜黑色素瘤。

(一) 阻燃剂:多溴联苯和多溴联苯醚

多溴联苯醚(PBDE)是一种溴化阻燃剂(BFR)。这些化合物通常用作纺织品、地毯、塑料和电气设备中的阻燃剂。PBDE 接种到聚合物基质中但不共价结合到聚合物基质中。结果,它们扩散出聚合物基质,通过空气传播并广泛分散[41,42]。当火势发生时,该分子中的溴自由基由于热能而释放。这些自由基可以减少火焰、减少热量和一氧化碳的产生[43]。它们在欧洲被禁止,但并非所有同系物都在美国被禁止。虽然多溴二苯醚的结构类似于多氯联苯和多氯二苯并对二噁英/多氯联苯,但没有人或动物研究报告过多溴二苯醚暴露后对皮肤的影响。对人和大鼠皮肤的体外研究表明,人类在系统性暴露于 PBDE 之后通过皮肤吸收的量非常低[四溴二苯

醚(TeBDE)和五溴二苯醚(PeBDE)分别为 3.1% 和 1.9%][44]。

尽管这些化合物的健康影响尚未像二噁英和多氯联苯那样得到充分研究,但据报道可能存在内分泌干扰[45][46-49]、以及对甲状腺激素的影响[50-55]和神经毒性作用[56-60]以及对我们的免疫系统[61-63]和肺功能[64]的影响。

其他溴化阻燃剂是多溴联苯。它们类似于 PCB,而不是溴化物。PBB 很适合用作阻燃剂。它们被添加到用于家用电器、纺织品和塑料泡沫等产品的塑料中。1973 年,密歇根州北部发生了一起环境事故,大量有毒多溴联苯(FireMaster BP-6)意外地与分发给美国密歇根州农场的牲畜饲料混合。它随后进入了整个密歇根州的人类食物链。在受污染的动物和污染后几个月暴露的农民中,发现了健康问题,如皮肤问题。皮肤异常包括:氯痤疮、脱发、皮肤发红(刺激性或变应性接触性皮炎),皮肤脱皮和脱屑、瘙痒、出汗增多和指甲营养不良[65]。

四、暴露于持久性有机污染物的皮肤症状

(一) 氯痤疮

暴露于持久性有机污染物后皮肤症状的总结见表 10-2。

表 10-2　人类对不同氯痤疮原和发现的皮肤异常的研究概述

研究	POP 名称	皮肤症状
Ouw 等 1976[66] 电容器厂工人 34 人	PCB(Aroclor 1242)	灼烧感(面部 + 手部),氯痤疮,湿疹,持续的体臭(令人不快的气味)
Fischbein 等 1979[67,68] 两家美国电容器工厂的 326 名工人	PCB(Aroclor 1016,1242,1221,1254)	皮疹,烧灼感,痤疮,皮肤干燥和增厚,色素沉着过度的眼部皮肤病学体征(上眼睑水肿、结膜充血、眼睛分泌物、色素沉着过度、睑板腺增大)
Chanda 等[65] (密歇根事故,996 名暴露者,149 名对照)	PBB	氯痤疮,毛囊炎,脱发(弥漫性脱发),皮肤发红(刺激性或变应性接触性皮炎),皮肤脱落和脱屑,瘙痒,出汗增加,指甲和趾甲增长
Cheng,Coenraads 1991[72] 109 名工人	被二噁英污染的五氯苯酚(PCDD/Fs)	氯痤疮,皮肤瘙痒,色素沉着,皮肤卟啉症
Piacitelli L 等 2001[73] 3 538 名工人	TCDD,2,4,5- 三氯苯酚及其衍生物	氯痤疮
Saurat 等[69]、Sorg 等[75] 一人被 500 万倍正常剂量的 TCDD 污染	TCDD	氯痤疮高达全身表面的 40%,错构瘤,皮脂腺退化
Geusau 等[70,71] 107 名女性	TCDD	严重的氯痤疮,疼痛性囊肿(整个皮肤表面),掌跖角化病,环状肉芽肿样病变,远端甲剥离,棕色 / 灰色色素沉着过度,多毛症
Yusho 事件 incident Hsu 等[33]、Yoshimura[34]、Reggiani and pruppacher 1985	PCB/PCDF	痤疮样的出疹,手掌瘙痒出汗,指甲,皮肤,黏膜的色素沉着。眼部皮肤病征兆(睑板腺分泌旺盛、眼睑肿胀、结膜色素沉着过度
Chen 等[35]、Rogan 等[36]、Yu-cheng	PCB/PCDF	氯痤疮,色素沉着过度
Bertazzi,Domenico[37] Seveso TCDD Caramaschi 等[74] 164 名暴露儿童(Seveso)	TCDD	氯痤疮
Agent Orange Stellman 等[39]	2,4,5- 三氯苯氧乙酸,2,4- 二氯苯氧乙酸,TCDD	氯痤疮,水疱皮疹和畏光

研究	POP 名称	皮肤症状
Leijs 等[107] 一家变压器回收公司的 304 名工人	PCB	色素沉着过度,非特异性面部丘疹和脓疱,氯痤疮(1 名工人),蕈样肉芽肿(1 名工人)
Michielsen 等[76] 土耳其 4 000 名居民意外中毒	六氯代苯	明显的大疱性皮肤病变,主要是在阳光暴露的皮肤区域,愈合后有严重的残毁性疤痕(迟性皮肤卟啉症)
Loomis 等 电力公司的 138 905 名工人	PCB/PCDF	恶性黑色素瘤的发病率较高
Gallagher 等[115] 80 例患者,310 名对照	PCB	PCB 水平较高者发生恶性黑色素瘤的风险较高(6 倍)

氯痤疮:氯痤疮是一种环境性皮肤病,其特征是粉刺样痤疮出疹(黑头和白头),囊肿(1~10mm 不等)和脓疱。这是系统性接触较高浓度的具有致氯痤疮潜能的持久性有机污染物的最明显迹象。

Von Bettman(1897)[77] 和 Herxheimer[78] 是首先在德国工业工人中描述这种状况的人。KH Schulz 和 Kimmig 的开创性贡献证明了这种疾病与氯化持久性有机污染物特别是 TCDD 有关[79,80]。由于与寻常痤疮的临床相似性,这种皮肤病被命名为"氯痤疮",因为他们认为这种情况是由氯暴露引起的[81-83]。

这种环境性皮肤病的特征是粉刺样粉刺(黑头和白头)、囊肿(1~10mm 不等)和脓疱,这是由毛囊皮脂腺单位的角质化改变引起的[84,85]。对高暴露个体的观察表明,氯痤疮始于面部红斑(和水肿)[86]。几天后形成典型的粉刺。在高度暴露的个体中,有时甚至脸上的所有毛囊都变成黑头,皮肤可能会显示出灰色外观[87]。它仅在高度暴露的个体中发现,因此被视为急性暴露于二噁英或其他氯痤疮原的标志性信号。这在对高暴露(PCB、PCDD/PCDF)个体研究中得到了证实。甚至 82%~89% 的研究对象报告了皮肤病学表现[88]。在三氯苯酚工厂的工人中,像 TCDD 这样的二噁英作为副产品形成,几乎所有工人都患有氯痤疮,只有约 1/3 的人表现出全身中毒[89]。

氯痤疮的另一个例子是 Victor Yushchenko 的中毒。2004 年,在基辅的一次晚餐后,他得了急病,出现急性胰腺炎的症状。他的病情表现出许多不寻常的特征,3 周后他出现了严重的毁容性皮疹。调查显示他 TCDD 中毒[90]。他血清中的 TCDD 水平(108 000pg/g 脂质重量)比一般人群中的水平高出 5 万倍[75]。

在另一项研究中,两名年轻女性

在搬入办公楼后出现了痤疮病变。临床上，受影响最严重的妇女被怀疑患有暴发性痤疮，一种急性发热性溃疡性聚集性痤疮；然而，对暴发性痤疮通常有效的大剂量口服激素疗法，对这种痤疮无效[71]。

我们如何区分氯痤疮和经典痤疮（寻常痤疮）？

临床特征：在氯痤疮中，可见的炎症不多。

寻常痤疮的皮损通常更红。氯痤疮以粉刺和囊肿为主，脓疱较少，寻常痤疮以粉刺混合丘疹和脓疱为主。氯痤疮的另一个重要特征是皮脂生成减少，随之而来的是皮肤干燥。在寻常痤疮的患者中，皮脂生成增加，这使皮肤呈现出多脂的特征。

既往史：寻常痤疮主要影响青少年和年轻人，而氯痤疮则出现在每个年龄组。应该清楚地了解个体暴露于哪些化学物质以及皮损发生的时间跨度。已知氯痤疮皮损在消除氯痤疮原后会改善。改善的时间取决于氯痤疮原的半衰期、氯痤疮原效力和剂量，可以是数周至数十年。

病变部位：氯痤疮主要涉及面部的耳后和颧骨区域，而鼻部较少受累；腋窝、腹股沟和四肢也常常受累，而寻常痤疮，鼻部通常受累（T区），上背部和胸部可见皮损。

微生物和组织学特征：氯痤疮通常是无菌的；只有在处理后继发感染才能发现细菌[91]。然而，在寻常痤疮中，可以培养出痤疮丙酸杆菌和颗粒丙酸杆菌。在组织学上，氯痤疮粉刺的上皮层比寻常痤疮更厚（棘层）。氯痤疮通常表现为皮脂腺的完全消失。在寻常痤疮中，它们大部分保持完整或肥大。

并非每种POP都是氯痤疮原，个体是否会发生氯痤疮取决于几个因素：

1. 氯痤疮原的暴露剂量
2. 化合物的氯痤疮原效力
3. 暴露对象的个体易感性

氯痤疮原的实例是已经提到的多氯联苯和二噁英（PCDD/Fs），其他众所周知的氯痤疮原是多氯代偶氮苯和多溴联苯（PBB）。氯化苯酚和氯萘的促成作用尚不清楚，因为它们大多被多氯联苯或二噁英污染。虽然这些化合物可以通过芳烃受体（AhR）发挥毒理作用，但尚不清楚它们是否真的促成氯痤疮。

为了通过AhR发挥作用，分子应在横向位置具有两个苯环和氯化分子以产生平面结构。然而，由于并非所有对AhR产生作用的化合物都能产生氯痤疮，因此对氯痤疮的确切机制尚不清楚。

考虑到暴露对象的个体易感性，没有太多可用信息。有趣的是，对Seveso事件暴露个体的一项研究表明，头发颜色较浅且年龄较小的人更容易患上氯痤疮[92]。

一些研究表明，对皮肤中维生素A代谢的影响可能是出现氯痤疮的一种解释。许多研究报道了肝脏维生素

A 储存的减少和血浆视黄醇水平的改变。对此的解释可能是通过 P450 同工酶或 UDP- 葡糖醛酸基转移酶使其分解加强。提出的另一种解释是视黄醇结合蛋白形成的紊乱[93]。

氯痤疮的发病大概率是由细胞增殖相关的多种反应导致的。一项关于 12 例氯痤疮患者活检的研究显示出对 p-EGFR（表皮生长因子受体）、p-MAPK（丝裂原活化蛋白激酶）和 CK17（细胞角蛋白 -17）mRNA 和蛋白的诱导，这在 12 个对照中未发现。氯痤疮原结合 AhR，其激活酪氨酸激酶（PTK）活性，然后增强 RAS 蛋白和 MAPK 磷酸化酶级联，其改变生长因子如表皮生长因子（EGF）的表达。在两组中检测到角质形成细胞中转谷氨酰胺酶家族的成员、转谷氨酰胺酶（TGk）mRNA 和蛋白质，但显示出不同的分布。

在氯痤疮组织中，阳性信号主要存在于颗粒层和棘层中，对照组主要存在于颗粒层中。该基因的突变导致板层状鱼鳞病。在这项研究中，有人提出，在人类皮肤中，MAPK 通路的激活和 CK17 和 TGK 的上调可能在与二噁英暴露有关的氯痤疮的发病机制中发挥作用[94]。

在氯痤疮的病理生理学中可能重要的另一通路是转录因子 Nrf2，其是细胞应激反应（ROS 解毒）的关键调节因子。然而，Nrf2 对皮肤的影响是有争议的，一方面，在角质形成细胞中表达 caNrf2 的转基因小鼠中 UvB 诱导的 ROS 损伤和角质形成细胞凋亡减少，另一方面，这些小鼠在体内诱导漏斗性棘皮症、角化过度和囊肿形成。这些特征与 epigen（一种生长因子和新型 Nrf2 靶点）以及分泌性白细胞肽酶抑制剂（Slpi）和富含脯氨酸小蛋白质 2d（Sprr2d）的上调有关。SLPI、SPRR2 和 epigen 也在二噁英刺激的角质形成细胞中上调。更令人担忧的是 Nrf2 与肿瘤细胞恶性程度和化疗耐药性增加以及皮肤鳞状细胞癌中 Nrf2 激活突变的相关性[95]。

研究表明，TCDD 诱导的效果在不同的皮肤结构中不同。表皮和漏斗部发生增生，皮脂腺和汗腺失去其分泌活性，并被角化细胞取代，而毛囊的下部则渐渐消失。由于氯痤疮的持久性，有人提出干细胞的参与也可以解释氯痤疮的延迟发作[82]。

已报道 TCDD 在体内有几个主要靶点：细胞因子［白细胞介素 -1B、TNF（肿瘤坏死因子）］，生长因子［EGRF、TGF-B（转化生长因子）］；和凋亡中的不同基因（Fas 配体、半胱氨酸天冬氨酸氨基转移酶、Bcl-2 族基因）和血管生成通路［血管内皮生长因子（VEGF）和纤溶酶原激活物级联］、血管生成素。它们也影响皮肤的增殖和分化通路[82]。

（二）氯痤疮的组织学特征

虽然活检在某些情况下是有帮助的，但长期病例的组织病理学变化并不是氯痤疮特有的[96]。在氯痤疮组织学中发现,经 TCDD 处理的表皮等效物出现了关键特征,包括:角质层角化过度和活细胞层较薄[97]。氯痤疮中出现的其他组织学异常有滤泡漏斗部扩张、粉刺和毛囊角质囊肿。急性氯痤疮表现为皮脂腺的鳞状化生和其导管内的角质样物质的片层[93]。

五、氯痤疮的治疗

氯痤疮被证明对治疗高度抵抗。对其发病机理和分子下游通路的理解不充分,也限制了治疗方法。

据报道,寻常痤疮中使用的常规局部治疗不能有效地起作用。一些研究甚至说,氯痤疮的唯一疗法是消除氯痤疮原的来源[82,98]。一些研究证实,中度和重度氯痤疮对维生素 A 治疗不敏感[82]。相反,一些研究表明外用维甲酸(粉刺消解剂)可有效治疗氯痤疮[99]。全身应用异维甲酸对一名高度暴露的女性患者无效[70]。

口服给药的皮质类固醇也被证明在氯痤疮治疗中无效[70,71],甚至显示在疾病早期可使病情恶化[91]。

然而,囊肿的切除、切开和引流以及粉刺去除和光电干燥法可能具有积极作用[100]。

在对 Victor Yushchenko 中毒的研究中,非甾体抗炎药和全身性类固醇不能有效改善重度氯痤疮病情。此后患者接受三次注射英夫利昔单抗,然后转用阿达木单抗。虽然新的错构瘤皮损的产生从第 28 个月开始

突然下降,但是这种改善在多大程度上受到 TNF-α 阻滞与重复介入治疗(切除错构瘤、皮肤磨损机械磨皮和多次微穿孔抽吸技术)的影响尚不清楚[69]。

研究表明使用合成脂肪替代品 Olestra,可以实现消除血液和脂肪组织中的氯痤疮原这一目的[101]。Olestra 能够结合八种脂肪酸的蔗糖架构,因为不被胃肠道吸收,且氯痤疮原在其中高度可溶,能够加速氯痤疮原的粪便排泄。但是,必须考虑 Olestra 可能的副作用。一项小鼠研究显示,在补充 Olestra 和热量限制后,六氯苯的排泄率甚至增加了 30 倍[102]。在一项关于两名患有氯痤疮的高度(TCDD)暴露女性的研究中,通过使用含有 Olestra 的薯片可使排泄率(半衰期)7~9 年和 1.5~2.9 年。在该研究中,每周进行两次 LDL 单采血液成分术,以减少 TCDD 的身体负担,这相当于消除血脂。然而,使用这种方法排出的 TCDD 量不够高,且与粪便排泄相当[103]。

六、过度色素沉着

在暴露于一些所提及的氯痤疮原 POP 后,色素沉着过度是仅次于氯痤疮的主要皮肤表现[104-106]。色素沉着过度不仅发生在二噁英暴露后,而且也会发生在 PCB 暴露后[107]。这些色素沉着不仅位于皮肤上,而且还存在于 PCB 和二噁英中毒后的牙龈上[108]。同样在

Yusho 研究（PCB 和 PCDF 暴露）中，除了痤疮样皮疹之外，还发现了皮肤和指甲的色素沉着[33,34]。

另一个例子是 Yu-cheng 研究，发生中毒后高度多氯联苯和 PCDF 暴露的母亲所生的 39 名婴儿表现出严重的色素沉着过度，其中 8 名死于肺炎、支气管炎、败血症以及早产和先天性无力[35,36]。

在五氯苯酚（PCP）工厂，有一种被 TCDD 污染的木材防腐剂，几乎所有工人的面部都有色素沉着，并报道有皮肤瘙痒[93]。

上述研究表明，色素沉着过度的形成部分是由于对皮肤的直接影响（最可能是作为色素性接触性皮炎的一部分），也可以是因为全身反应。正常人黑色素细胞体外暴露于 2,3,7,8-四氯二苯并对二噁英（TCDD，毒性最强的二噁英）会导致 AhR 信号通路的激活和酪氨酸酶（黑色素生成途径最重要的酶）活性的 AhR 依赖性诱导。在暴露于 TCDD 的黑色素细胞中总黑色素含量升高[109]。

在斑马鱼中，暴露于 TCDD 会导致截肢的鳍再生速度减慢，并且在新形成的鳍上会出现色素沉着过度。在实验中可以重现色素沉着过度的形成。在本研究中，AhR 通路被确定为再生的重要通路[110]。

TCDD 诱导的细胞色素 P4501A1 与哺乳动物的氧化应激和 DNA 损伤有关[111,112]。TCDD 暴露导致正常人表皮细胞中终末分化加强和表皮生长因子（EGF）结合的减少[113]。

TCDD 暴露也改变了人角质形成细胞的分化模式[97]，这表明色素沉着过度的机制与分化改变密切相关[111,112]。

七、卟啉症

暴露于氯痤疮原后另一个重要的可见皮肤症状是皮肤卟啉症，一种由尿卟啉原脱羧酶（UROD）缺乏引起的皮肤病，其特征是糜烂、水疱和皮肤敏感性增加[93]。六氯苯或 HCB 是另一种以对皮肤的影响而闻名的持久性有机污染物。它是一种高度持久的环境化学品，过去曾用作杀菌剂。如今，主要作为化学过程的废弃副产品排放到环境中。1955—1959 年，在食用 HCB 处理的种子谷物后，土耳其发生了 4 000 名居民意外中毒事件。HCB 抑制 UROD 导致卟啉症的症状和体征。患者出现肝性卟啉症，表现为突出的大疱性皮损，以暴露部位为主，愈合后遗留严重的残损性瘢痕。对大鼠的皮肤病变进行研究，表明免疫系统的特殊参与[76]。此外，这一观察结果促成了卟啉症类似疾病的大鼠模型的发展[114]。

八、其他皮肤病学症状

（一）角化过度和其他皮肤病症状

在 1 例 TCDD 中毒的女性中，除了常见的氯痤疮样皮损之外，还发现了肢端肉芽肿环状病变和远端甲剥离（指甲从甲床松动）以及褐色/灰色色素沉着过度。后来有报道称有多毛症的迹象。此外，在其手掌和脚掌上形成了点状角化病样病变。这些皮损的人乳头瘤病毒检测呈阴性的，并且在组织学上表征为锥形角化过度，其侵入但不穿透到真皮中。从临床和组织学角度来看，这些病变无法从本质上区分于掌跖点状角化病（KPPP）[115]。

（二）瘙痒症

在暴露于多氯联苯、二噁英和五氯苯酚后，一些研究报道了瘙痒症或皮肤瘙痒[93,116]。

在动物研究中，TCDD 与蒸馏水或丙酮/橄榄油的应用相结合，导致搔抓行为显著增加。此外，皮肤中的神经生长因子（NGF）含量显著增加。给予组胺 H1 受体拮抗剂没有效果。重复给药 7 天后，组胺 H1 受体拮抗剂奥洛他定显著抑制了搔抓行为。该研究得出结论，TCDD 不是致痒原，而是会引起痒觉异化（皮肤发痒）[117]。

（三）眼部皮肤病学发现

对于高体内水平的持久性有机污染物如二噁英和多氯联苯，眼科皮肤病的体征和症状以及氯痤疮是重要的诊断标志。已有关于睑板腺的过度分泌，以及眼睑肿胀和结膜的色素沉着过度的相关描述。在上述 Yusho 事故中，60%~85% 的受影响个体出现这些异常[118]。

九、恶性黑色素瘤和非色素性皮肤肿瘤形成和暴露于持久性有机污染物之间的关联性

一些研究显示，接触有机氯素化合物的工人患恶性黑色素瘤的风险可能升高。在美国的一项研究（1975—1980）中，乔治亚州西南部城镇居民（10~49 岁）的黑色素瘤发病率显著高于美国发病率（预期=9；观察值=41）和亚特兰大发病率（预期=13；观察值=41）。当 36 名恶性黑色素瘤患者与 74 人对照组相比，发生恶性黑色素瘤的可能性与家族成员的黑色素瘤病史（P=0.063）、皮肤光敏性（P=0.016）、已有的色素痣（P=0.005）和暴露于患病动物（P=0.055）和非职业环境中接触杀虫剂（P=0.059）有关[119]。

另外一项针对美国五家电力公司就职超过 6 个月（1950—1986）的 138 905 名男性的研究显示，在可能暴露于 PCB 绝缘液的工作中工作时间最长的男性皮肤恶性黑色素瘤的死亡率增加[120]。

对橙剂（Agent Orange）退伍军人的研究表明，与正常人群相比，退伍军人中恶性黑色素瘤和其他类型癌症的发病率更高。此外，退伍军人倾向于在暴露部位出现皮损。大多数退伍军人都有瘙痒症。在这项研究中，具有橙剂暴露史的蕈样肉芽肿（MF）患者

与未接触橙剂的人群和临床特征显著不同。此外,掌跖蕈样肉芽肿的发生率更高(33.3%)[121,122]。

在一项加拿大研究中,计算了80名恶性黑色素瘤患者和310名对照者几种有机卤素化合物(14种PCB同系物和11种杀虫剂)与皮肤恶性黑色素瘤风险之间的关系。在纠正混杂因素后,PCB水平与发生皮肤恶性黑色素瘤的风险之间存在关联(增加6倍)。令人惊讶的是,发生皮肤恶性黑色素瘤的风险与dl-PCB的相关性最强(增加了7倍),dl-PCB增加了2.8倍。在本研究中,p,p'-DDE也有轻微的无显著意义的升高。有人认为多氯联苯作为肿瘤促进剂,可能会促进黑色素细胞克隆(痣)的转化[110,123]。另一个合理的解释是二噁英对免疫细胞的影响,因为在免疫功能低下的患者中,已有报道其恶性黑色素瘤的发病率更高。

十、免疫,二噁英和多氯联苯

在20世纪60年代,细胞在免疫中的作用的重要性开始变得明确。Paul Langerhans于1868年首次描述了朗格汉斯细胞,最终Rudolph Baer和Ina Silberberg发现这些细胞是皮肤免疫系统的哨兵[124]。

1986年提出了"皮肤相关免疫系统"或"皮肤免疫系统"这一概念,描述了"皮肤特异性免疫学"。大约半数的皮肤细胞属于免疫系统,并且许多皮肤病都与这个系统的失衡有关。糖皮质激素和较短波紫外线(UVB)的光疗治疗皮肤病就是通过免疫调节作用来发挥效应。免疫抑制效应与抑制细胞因子的产生有关。糖皮质激素也影响细胞因子的产生[125]。

人类的免疫力可分为先天免疫系统和适应性免疫系统。在这两个系统之间存在明显的差异,适应性免疫应答对于诸如细菌、病毒或寄生虫等微生物具有高度特异性,并且以其记忆功能而闻名。先天免疫不具有特异性,是不断控制的,可以立即攻击且没有记忆。多形核细胞(PMN或也称为中性粒细胞)的先天免疫细胞是激活适应性免疫细胞所必需的。适应性免疫可分为涉及T淋巴细胞的细胞反应和涉及血液和其他体液中蛋白质的体液反应。细胞应答是与抗原接触后活化的T细胞,例如由朗格汉斯细胞呈递,并成为活化的细胞毒性T细胞,杀死微生物。体液反应是T细胞和B细胞之间的合作,产生针对入侵者的免疫球蛋白。在抗原呈递细胞呈递抗原后,B细胞在T辅助细胞的帮助下发育成抗体分泌浆细胞。适应性免疫反应大约需要7~10天才能发展完全。在感染的第一个阶段,先天免疫的细胞发挥作用。

先天免疫反应是非特异性的,并形成第一道防线。在儿童早期,特别是在从母体被动获得的抗体下降和丧失到获得成熟的适应性免疫系统之间的间隔中,先天免疫需要最佳地发挥其功能。属于先天免疫的细胞是自然杀伤细胞、单核细胞和巨噬细胞；PMN 也被称为中性粒细胞、嗜碱性粒细胞和嗜酸性粒细胞。在白细胞总数中，PMN 的百分比最高。除了自然杀伤细胞外，先天免疫细胞均来源于骨髓祖细胞，所有这些细胞在体液中如补体蛋白的帮助下立即行动，以标记入侵者和吞噬微生物并通过活性氧（ROS）活性杀死它。血小板也参与第一道防线，并且通常是第一个在感染早期数量减少的。血小板也通过巨核细胞从骨髓祖细胞发育而来。从干细胞到不同形式的白细胞、红细胞和血小板的发育过程，部分途径是已知的，但并非全部。

多氯联苯和二噁英对先天免疫具有负向免疫抑制作用，尤其是早期生命中这些细胞的多形核白细胞（PMN）数量、ROS 活性以及对血小板的抑制作用可能扰乱婴幼儿免疫系统的顺利发育。二噁英和多氯联苯等环境污染物的负面影响在生命早期是最严重的。在胎儿体内存在免疫系统，既有先天性免疫系统，也有通过母体免疫球蛋白被动转移而增强的适应性免疫的可能性。环境污染物能够通过胎盘影响胎儿正常的免疫发育。

在西欧，1975—2000 年间二噁英和多氯联苯的背景水平相对较高，研究人员研究了产前通过胎盘和产后母乳暴露对免疫系统的影响。在阿姆斯特丹进行的一项研究中发现，在产前较高的二噁英暴露组中，7 天龄时

PMN 数量明显较少，11 周时通过母乳暴露的婴儿中血小板细胞数量较少。在阿姆斯特丹 - 赞丹队列的 8 岁龄的适应性免疫中，发现与哺乳期二噁英暴露有关的影响：更多 CD4+（T 辅助细胞）以及 CD45RA 细胞（幼稚 T 细胞）的增加。

即使在非常低的背景水平下，我们也观察到 PMN 受到抑制，这与目前血清中 2.2TEQ pg/g 脂肪的类二噁英 PCB（同系物 77、126、69）水平相当低有关。青春期对 PMN 数量减少的影响可能与围产期暴露引起的骨髓对类二噁英化合物和多氯联苯的敏感性增加有关，这是围生期暴露于砷和铅后所描述的现象[126]。

此外，7~12 岁儿童中，母乳接触二噁英对血小板有持续的负面影响。这表明了在巨核细胞和干细胞水平的影响，这可能是因为从干细胞和髓系祖细胞形成了上述先天免疫的其他"二噁英敏感"细胞。在二噁英水平较高的日本工人和两名因意外吸入高浓度二噁英中毒的奥地利妇女中，也发现了二噁英对血小板细胞数量的影响。在 2003—2004 年 NHANES 队列的 VS 部分的环境横断面研究中，发现 PMN、白细胞和血小板中的数量减少与当前血清中的二噁英和非二噁英样多氯联苯[127]相关。

在动物研究中，研究了围生期二噁英暴露对免疫功能的持续负面影响是在活跃的 T 细胞群中进行。小鼠暴露于口服的 TCDD 剂量非常低，在

母体中没有观察到胸腺或骨髓细胞增生低下或其他毒性迹象。在成年后代中，发现了 CD4+T 细胞的反应能力和分化的持久变化[128]。对皮肤等效模型中，二噁英损害正常人类表皮角质形成细胞分化的影响也通过对两名秘书中毒的案例研究得到了证实[129]。多氯联苯和二噁英是免疫调节化学物质，具有免疫抑制和增强作用。特别是先天免疫力很脆弱。对免疫系统的影响可能在环境毒物引起的皮肤病的发病机制中发挥重要作用。

十一、结论

一些持久性有机污染物显而易见可以对皮肤产生不良效应。氯痤疮并非高度暴露于氯痤疮原后会产生的唯一皮肤病症：还有色素沉着过度（皮肤、指甲和牙龈），卟啉症、瘙痒、睑板腺分泌过多以及恶性黑色素瘤和淋巴瘤的发生。

虽然为了确定氯痤疮的病理生理机制，在过去的 30 年间进行了许多研究，但确切的分子机制非常复杂，目前仍并不清楚。此外，研究队列主要暴露于氯痤疮原和其他持久性有机污染物（农药、阻燃剂）的混合物的人类，这使得几乎不可能分离这些化合物在人体中的单独效应。

持久性有机污染物对皮肤的一个令人担忧的影响是恶性黑色素瘤以及淋巴瘤的发病率较高，见于（较高的）暴露个体中可见。然而并未有清晰明确的解释说法。持久性有机污染物对免疫系统或黑色素生成的负面影响可能是一种解释。

参考文献

1. Bailey M: U.S.Environmental Protection Agency. Persistent organic pollutants: a global issue, a global response. 2009. http://www2.epa.gov/international-cooperation/persistent-organic-pollutants-global-issue-global-response.
2. Olie K, Vermeulen PL, Hutzinger O. Chlorodibenzo-p-dioxins and chlorodibenzofurans are trace components of fly and flue gas of some municipal incinerators in The Netherlands. Chemosphere. 1977;6:455–9.
3. Rappe C. Analysis of polychlorinated dioxins and furans. Environ Sci Technol. 1984;18:78A.
4. World Health Organisation. PCDD and PCDF emissions from incinerators for municipal sewage sludge and solid waste – evaluation of human exposure. WHO Environmental Health Education. Copenhagen: WHO; 1987.
5. de Voogt P, Brinkman UAT. Production, properties and usage of polychlorinated biphenyls. In: Kimbrough RD, Jensen AA, editors. Halogenated biphenyls, terphenyls, naphtalenes, dibenzodioxins and related products. 2nd ed. Amsterdam: Elsevier; 1989. p. 3–45.
6. Baars AJ, Bakker MI, Baumann RA, Boon PE, Freijer JI, Hoogenboom LA, et al. Dioxins, dioxin-like PCBs and non-dioxin-like PCBs in foodstuffs: occurrence and dietary intake in The Netherlands. Toxicol Lett. 2004;151(1):51–61.
7. Baughman RW. Tetrachlorodibenzo-p-dioxins in the environment: high resolution mass spectrometry at picogram level. Cambridge: Harvard University; 1974.
8. Leijs MM, van Teunenbroek T, Olie K, Koppe JG, ten Tusscher GW, van Aalderen WM, et al. Assessment of current serum levels of PCDD/Fs, dl-PCBs and PBDEs in a Dutch cohort with known perinatal PCDD/F exposure. Chemosphere. 2008;73(2):176–81.
9. Pirkle JL, Wolfe WH, Patterson DG, Needham LL, Michalek JE, Miner JC, et al. Estimates of the half-life of 2,3,7,8-tetrachlorodibenzo-p-dioxin in Vietnam veterans of operation ranch hand. J Toxicol Environ Health. 1989;27(2):165–71.
10. Aylward LL, Brunet RC, Starr TB, Carrier G, Delzell E, Cheng H, et al. Exposure reconstruction for the TCDD-exposed NIOSH cohort using a concentration- and age-dependent model of elimination. Risk Anal. 2005;25(4):945–56.
11. Seegal RF, Fitzgerald EF, Hills EA, Wolff MS, Haase RF, Todd AC, et al. Estimating the half-lives of PCB congeners in former capacitor workers measured over a 28-year interval. J Expo Sci Environ Epidemiol. 2011;21(3):234–46.

12. Denison MS, Nagy SR. Activation of the aryl hydro-carbon receptor by structurally diverse exogenous and endogenous chemicals. Annu Rev Pharmacol Toxicol. 2003;43:309–34.

13. Nebert DW, Karp CL. Endogenous functions of the aryl hydrocarbon receptor (AHR): intersec-tion of cytochrome P450 1 (CYP1)-metabolized eicosanoids and AHR biology. J Biol Chem. 2008;283(52):36061–5.

14. Adachi J, Mori Y, Matsui S, Takigami H, Fujino J, Kitagawa H, et al. Indirubin and indigo are potent aryl hydrocarbon receptor ligands present in human urine. J Biol Chem. 2001;276(34):31475–8.

15. Sinal CJ, Bend JR. Aryl hydrocarbon receptor-dependent induction of cyp1a1 by bilirubin in mouse hepatoma hepa 1c1c7 cells. Mol Pharmacol. 1997;52(4):590–9.

16. Ohtake F, Takeyama K, Matsumoto T, Kitagawa H, Yamamoto Y, Nohara K, et al. Modulation of oestrogen receptor signalling by association with the activated dioxin receptor. Nature. 2003; 423(6939):545–50.

17. Safe S. Polychlorinated biphenyls (PCBs), dibenzo-p-dioxins (PCDDs), dibenzofurans (PCDFs), and related compounds: environmental and mechanistic considerations which support the development of toxic equivalency factors (TEFs). Crit Rev Toxicol. 1990;21(1):51–88.

18. van den Berg M, Birnbaum LS, Denison M, De VM, Farland W, Feeley M, et al. The 2005 World Health Organization reevaluation of human and mammalian toxic equivalency factors for dioxins and dioxin-like compounds. Toxicol Sci. 2006;93(2):223–41.

19. Spitsbergen JM, Kleeman JM, Peterson RE. Morphologic lesions and acute toxicity in rainbow trout (Salmo Gairdneri) treated with 2,3,7,8-tetrac hlorodibenzo-p-dioxin. J Toxicol Environ Health. 1988;23(3):333–58.

20. Olson JR, McGarrigle BP, Tonucci DA, Schecter A, Eichelberger H. Developmental toxicity of 2,3,7,8-TCDD in the rat and hamster. Chemosphere. 1990;20:1117.

21. Zetterstrom R. Child health and environmental pol-lution in the Aral Sea region in Kazakhstan. Acta Paediatr Suppl. 1999;88(429):49–54.

22. Leijs MM, Koppe JG, Olie K, van Aalderen WM, Voogt P, Vulsma T, et al. Delayed initiation of breast development in girls with higher prenatal dioxin exposure; a longitudinal cohort study. Chemosphere. 2008;73(6):999–1004.

23. Leijs M, van der Linden L, Koppe JG, Olie K, van Aalderen W, ten Tusscher GW. The influence of perinatal and current dioxin and PCB exposure on reproductive parameters (sex-ratio, menstrual cycle characteristics, endometriosis, semen qual-ity, and prematurity): a review. Biomonitoring. 2014;1(1):1–15.

24. Leijs M, van der Linden L, Koppe J, de Voogt P, Olie K, van Aalderen W, et al. The influence of perinatal and current dioxin and PCB exposure on puberty: a review. Biomonitoring. 2014;1(1):16–24.

25. World Health Organisation. Levels of PCBs, PCDDs and PCDFs in breast milk. Copenhagen: WHO; 1989.

26. World Health Organisation. Levels of PCBs, PCDDs and PCDFs in human milk. Bilthoven: WHO; 1996.

27. Goldman LR. Chemicals and children's environ-ment: what we don't know about risks. Environ Health Perspect. 1998;106(Suppl 3):875–80.

28. Brouwer A, Longnecker MP, Birnbaum LS, Cogliano J, Kostyniak P, Moore J, et al. Characterization of potential endocrine-related health effects at low-dose levels of exposure to PCBs. Environ Health Perspect. 1999;107(Suppl 4):639–49.

29. Gore AC, Wu TJ, Oung T, Lee JB, Woller MJ. A novel mechanism for endocrine-disrupting effects of polychlorinated biphenyls: direct effects on gonadotropin-releasing hormone neurones. J Neuroendocrinol. 2002;14(10):814–23.

30. Nelson JA. Effects of dichlorodiphenyltrichlo-roethane (DDT) analogs and polychlorinated biphenyl (PCB) mixtures on 17beta-(3H)estradiol binding to rat uterine receptor. Biochem Pharmacol. 1974;23(2):447–51.

31. Hansen LG. Stepping backward to improve assess-ment of PCB congener toxicities. Environ Health Perspect. 1998;106(Suppl 1):171–89.

32. Leijs MM, ten Tusscher GW, Olie K, van Teunenbroek T, van Aalderen WM, de Voogt P, et al. Thyroid hormone metabolism and environmental chemical exposure. Environ Health. 2012;11 Suppl 1:S10.

33. Hsu ST, Ma CI, Hsu SK, SS W, Hsu NH, Yeh CC, et al. Discovery and epidemiology of PCB poison-ing in Taiwan: a four-year followup. Environ Health Perspect. 1985;59:5–10.

34. Yoshimura T. Yusho in Japan. Ind Health. 2003;41(3):139–48.

35. Chen YC, Guo YL, Hsu CC, Rogan WJ. Cognitive development of Yu-Cheng ("oil disease") children prenatally exposed to heat-degraded PCBs. JAMA. 1992;268(22):3213–8.

36. Rogan WJ, Gladen BC, Hung KL, Koong SL, Shih LY, Taylor JS, et al. Congenital poisoning by poly-chlorinated biphenyls and their contaminants in Taiwan. Science. 1988;241(4863):334–6.

37. Bertazzi PA, Domenico A. Health consequences of the Seveso, Italy, accident. In: Schecter A, Gasiewicz TA, editors. Dioxins and health. 2nd ed. New York: John Wiley & Sons; 2003. p. 827–53.

38. Eskenazi B, Mocarelli P, Warner M, Samuels S, Vercellini P, Olive D, et al. Seveso Women's Health Study: a study of the effects of 2,3,7,8-tetrachlorodibenzo-p-dioxin on reproductive health. Chemosphere. 2000;40(9–11):1247–53.

39. Stellman SD, Stellman JM, Sommer JF Jr. Combat and herbicide exposures in Vietnam among a sample of American legionnaires. Environ Res. 1988;47(2):112–28.

40. Dutta SK, Mitra PS, Ghosh S, Zang S, Sonneborn D, Hertz-Picciotto I, et al. Differential gene expres-sion and a functional analysis of PCB-exposed

children: understanding disease and disorder development. Environ Int. 2012;40:143–54. doi:10.1016/j.envint.2011.07.008.

41. Darnerud PO, Eriksen GS, Johannesson T, Larsen PB, Viluksela M. Polybrominated diphenyl ethers: occurrence, dietary exposure, and toxicology. Environ Health Perspect. 2001;109(Suppl 1):49–68.

42. Siddiqi MA, Laessig RH, Reed KD. Polybrominated diphenyl ethers (PBDEs): new pollutants-old diseases. Clin Med Res. 2003;1(4):281–90.

43. Hooper K, McDonald TA. The PBDEs: an emerging environmental challenge and another reason for breast-milk monitoring programs. Environ Health Perspect. 2000;108(5):387–92.

44. Roper CS, Simpson AG, Madden S, Serex TL, Biesemeier JA. Absorption of [14C]-tetrabromodiphenyl ether (TeBDE) through human and rat skin in vitro. Drug Chem Toxicol. 2006;29(3):289–301.

45. Zhou T, Taylor MM, DeVito MJ, Crofton KM. Developmental exposure to brominated diphenyl ethers results in thyroid hormone disruption. Toxicol Sci. 2002;66(1):105–16.

46. Costa LG, Giordano G, Tagliaferri S, Caglieri A, Mutti A. Polybrominated diphenyl ether (PBDE) flame retardants: environmental contamination, human body burden and potential adverse health effects. Acta Biomed. 2008;79(3):172–83.

47. Darnerud PO. Toxic effects of brominated flame retardants in man and in wildlife. Environ Int. 2003;29(6):841–53.

48. Hamers T, Kamstra JH, Sonneveld E, Murk AJ, Kester MH, Andersson PL, et al. In vitro profiling of the endocrine-disrupting potency of brominated flame retardants. Toxicol Sci. 2006;92(1):157–73.

49. Legler J, Brouwer A. Are brominated flame retardants endocrine disruptors? Environ Int. 2003;29(6):879–85.

50. Abdelouahab N, Suvorov A, Pasquier JC, Langlois MF, Praud JP, Takser L. Thyroid disruption by low-dose BDE-47 in prenatally exposed lambs. Neonatology. 2009;96(2):120–4.

51. Hallgren S, Sinjari T, Hakansson H, Darnerud PO. Effects of polybrominated diphenyl ethers (PBDEs) and polychlorinated biphenyls (PCBs) on thyroid hormone and vitamin A levels in rats and mice. Arch Toxicol. 2001;75(4):200–8.

52. Stoker TE, Laws SC, Crofton KM, Hedge JM, Ferrell JM, Cooper RL. Assessment of DE-71, a commercial polybrominated diphenyl ether (PBDE) mixture, in the EDSP male and female pubertal protocols. Toxicol Sci. 2004;78(1):144–55.

53. van der Ven LT, van de Kuil T, Verhoef A, Leonards PE, Slob W, Canton RF, et al. A 28-day oral dose toxicity study enhanced to detect endocrine effects of a purified technical pentabromodiphenyl ether (pentaBDE) mixture in Wistar rats. Toxicology. 2008;245(1–2):109–22.

54. Zhang S, Bursian SJ, Martin PA, Chan HM, Tomy G, Palace VP, et al. Reproductive and developmental toxicity of a pentabrominated diphenyl ether mixture, DE-71(R), to ranch mink (Mustela vison) and hazard assessment for wild mink in the Great Lakes region. Toxicol Sci. 2009;110(1):107–16.

55. Zhou T, Ross DG, DeVito MJ, Crofton KM. Effects of short-term in vivo exposure to polybrominated diphenyl ethers on thyroid hormones and hepatic enzyme activities in weanling rats. Toxicol Sci. 2001;61(1):76–82.

56. Birnbaum LS, Staskal DF. Brominated flame retardants: cause for concern? Environ Health Perspect. 2004;112(1):9–17.

57. Branchi I, Capone F, Alleva E, Costa LG. Polybrominated diphenyl ethers: neurobehavioral effects following developmental exposure. Neurotoxicology. 2003;24(3):449–62.

58. Costa LG, Giordano G. Developmental neurotoxicity of polybrominated diphenyl ether (PBDE) flame retardants. Neurotoxicology. 2007;28(6):1047–67.

59. Hites RA, Foran JA, Schwager SJ, Knuth BA, Hamilton MC, Carpenter DO. Global assessment of polybrominated diphenyl ethers in farmed and wild salmon. Environ Sci Technol. 2004;38(19):4945–9.

60. ten Tusscher GW. Later childhood effects of perinatal exposure to background levels of dioxins in the Netherlands. Amsterdam: University of Amsterdam; 2002.

61. Fowles JR, Fairbrother A, Baecher-Steppan L, Kerkvliet NI. Immunologic and endocrine effects of the flame-retardant pentabromodiphenyl ether (DE-71) in C57BL/6J mice. Toxicology. 1994;86(1–2):49–61.

62. Leijs MM, Koppe JG, Olie K, van Aalderen WM, de VP, ten Tusscher GW. Effects of dioxins, PCBs, and PBDEs on immunology and hematology in adolescents. Environ Sci Technol. 2009;43(20):7946–51.

63. Zhou J, Chen DJ, Liao QP, Yu YH. Impact of PBDE-209 exposure during pregnancy and lactation on immune function of offspring rats. J South Med Uni (Nan Fang Yi Ke Da Xue Xue Bao). 2006;26(6):738–41.

64. Leijs MM. Toxic effects of dioxins, PCBs and PBDEs in adolescents. Amsterdam: Ph.D Thesis University of Amsterdam; 2010.

65. Chanda JJ, Anderson HA, Glamb RW, Lomatch DL, Wolff MS, Voorhees JJ, et al. Cutaneous effects of exposure to polybrominated biphenyls (PBBs): the Michigan PBB incident. Environ Res. 1982;29(1):97–108.

66. Ouw HK, Simpson GR, Siyali DS. Use and Health Effects of Aroclor 1242, a Polychlorinated Biphenyl, in an Electrical Industry. Archives of Environmental Health: An International Journal. 1976; 31 (4): 189–194.

67. Fischbein A, Wolff MS, Lilis R, Thornton J, Selikoff IJ. Clinical findings among PCB-exposed capacitor manufacturing workers. Ann NY Acad Sci. 1979; 320: 703–15.

68. Fischbein A, Rizzo JN, Solomon SJ, Wolff MS. Oculodermatological findings in workers with occupational exposure to polychlorinated biphenyls (PCBs). Br J Ind Med 1985 Jun;42(6):426-30.

69. Saurat JH, Kaya G, Saxer-Sekulic N, Pardo B, Becker M, Fontao L, et al. The cutaneous lesions of dioxin exposure: lessons from the poisoning of Victor Yushchenko. Toxicol Sci. 2012;125(1):310–7.

70. Geusau A, Abraham K, Geissler K, Sator MO, Stingl G, Tschachler E. Severe 2,3,7,8-tetrachlorodibenzo-p-dioxin (TCDD) intoxication: clinical and laboratory effects. Environ Health Perspect. 2001;109(8):865–9.

71. Geusau A, Tschachler E, Meixner M, Papke O, Stingl G, McLachlan M. Cutaneous elimination of 2,3,7,8-tetrachlorodibenzo-p-dioxin. Br J Dermatol. 2001;145(6):938–43.

72. Cheng WN, Coenraads PJ, Hao ZH, Liu GF. A health survey of workers in the pentachlorphenol section of a chemical manufacturing plant. 1993; 24(1): 81–92).

73. Piagitelli L, Marlow D, Fingerhut M, Steenland K, Sweeney MH. A retrospective job exposure matrix for estimating exposure to 2,3,8,8-tetrachlorodibenzo-p-dioxin. Am J Ind Med. 2000; 38(1):28–39.

74. Caramaschi F, del Corno G, Favaretti C, Giambelluca SE, Montesarichio E, Fara GM. Chloracne following environmental contamination by TCDD in Seveso, Italy. Int J Epidemiol. 1981; 10(2): 135–43.

75. Sorg O, Zennegg M, Schmid P, Fedosyuk R, Valikhnovskyi R, Gaide O, et al. 2,3,7,8-tetrachlorodibenzo-p-dioxin (TCDD) poisoning in Victor Yushchenko: identification and measurement of TCDD metabolites. Lancet. 2009;374(9696):1179–85.

76. Michielsen CPPC, Bloksma N, Ultee A, van Mil F, Vos JG. Hexachlorobenzene-induced immunomodulation in skin and lung lesions: a comparison between brown Norway, Lewis, and Wistar rats. Toxicol Appl Pharmacol. 1997;144:12–26.

77. Von Bettmann S. Chlorakne eine besondere Form von professioneller Hauterkrankung. Dtsch Med Wochenschr. 1901;27:437.

78. Herxheimer K. Ueber chlorakne. Munch Med Wochenschr. 1899;46:278.

79. Kimmig J, Schulz KH. Occupational acne (so-called chloracne) due to chlorinated aromatic cyclic ethers. Dermatologica. 1957;115(4):540–6.

80. Schulz KH. Clinical & experimental studies on the etiology of chloracne. Arch Klin Exp Dermatol. 1957;206:589–96.

81. Ju Q, Zouboulis CC, Xia L. Environmental pollution and acne: chloracne. Dermatoendocrinol. 2009;1(3):125–8.

82. Panteleyev AA, Bickers DR. Dioxin-induced chloracne--reconstructing the cellular and molecular mechanisms of a classic environmental disease. Exp Dermatol. 2006;15(9):705–30.

83. Poland A, Knutson JC. 2,3,7,8-tetrachlorodibenzo-p-dioxin and related halogenated aromatic hydrocarbons: examination of the mechanism of toxicity. Annu Rev Pharmacol Toxicol. 1982;22:517–54.

84. Tindall JP. Chloracne and chloracnegens. J Am Acad Dermatol. 1985;13(4):539–58.

85. Zugerman C. Chloracne. Clinical manifestations and etiology. Dermatol Clin. 1990;8(1):209–13.

86. Jensen NE, Sneddon IB, Walker AE. Tetrachlorobenzodioxin and chloracne. Trans St Johns Hosp Dermatol Soc. 1972;58(2):172–7.

87. McDonagh AJ. Chloracne-study of an outbreak with new clinical observations. Clin Exp Dermatol. 1993;18(6):523–5.

88. Reggiani G, Bruppacher R. Symptoms, signs and findings in humans exposed to PCBs and their derivatives. Environ Health Perspect. 1985;60:225–32.

89. Zober A, Ott MG, Messerer P. Morbidity follow up study of BASF employees exposed to 2,3,7,8-tetrachlorodibenzo-p-dioxin (TCDD) after a 1953 chemical reactor incident. Occup Environ Med. 1994;51(7):479–86.

90. McKee M. The poisoning of Victor Yushchenko. Lancet. 2009;374:1131–2.

91. May G. Chloracne from the accidental production of tetrachlorodibenzodioxin. Br J Ind Med. 1973;30(3):276–83.

92. Baccarelli A, Pesatori AC, Consonni D, Mocarelli P, Patterson DG Jr, Caporaso NE, et al. Health status and plasma dioxin levels in chloracne cases 20 years after the Seveso, Italy accident. Br J Dermatol. 2005;152(3):459–65.

93. Coenraads PJ, Brouwer A, Olie K, Tang N. Chloracne. Some recent issues. Dermatol Clin. 1994;12(3):569–76.

94. Liu J. Zhang CM, Coenraads PJ, Ji ZY, Chen X, Dong L, Ma XM, Han W, Tang NJ. Abnormal expression of MAPK, EGFR, CK17 and TGk in the skin lesions of chloracne patients exposed to dioxins. 2011 201(3):230-234.

95. Schafer M, Willrodt AH, Kurinna S, Link AS, Farwanah H, Geusau A, et al. Activation of Nrf2 in keratinocytes causes chloracne (MADISH)-like skin disease in mice. EMBO Mol Med. 2014;6(4):442–57.

96. Moses M, Prioleau PG. Cutaneous histologic findings in chemical workers with and without chloracne with past exposure to 2,3,7,8-tetrachlorodibenzo-p-dioxin. J Am Acad Dermatol. 1985;12(3):497–506.

97. Loertscher JA, Sadek CS, len-Hoffmann BL. Treatment of normal human keratinocytes with 2,3,7,8-tetrachlorodibenzo-p-dioxin causes a reduction in cell number, but no increase in apoptosis. Toxicol Appl Pharmacol. 2001;175(2):114–20.

98. Birnbaum LS. The mechanism of dioxin toxicity: relationship to risk assessment. Environ Health Perspect. 1994;102(Suppl 9):157–67.

99. Plewig G, Albrecht G, Henz BM, Meigel W, Schopf E, Stadler R. Systemic treatment of acne with isotretinoin: current status. Hautarzt. 1997;48(12):881–5.

100. Yip J, Peppall L, Gawkrodger DJ, Cunliffe WJ. Light cautery and EMLA in the treatment of chloracne lesions. Br J Dermatol. 1993;128(3):313–6.

101. Geusau A, Tschachler E, Meixner M, Sandermann S, Papke O, Wolf C, et al. Olestra increases faecal excretion of 2,3,7,8-tetrachlorodibenzo-p-dioxin. Lancet. 1999;354(9186):1266–7.

102. Jandacek RJ, Anderson N, Liu M, Zheng S, Yang Q, Tso P. Effects of yo-yo diet, caloric restriction,

and olestra on tissue distribution of hexachlorobenzene. Am J Physiol Gastrointest Liver Physiol. 2005;288(2):G292–9.

103. Geusau A, Schmaldienst S, Derfler K, Papke O, Abraham K. Severe 2,3,7,8-tetrachlorodibenzo-p-dioxin (TCDD) intoxication: kinetics and trials to enhance elimination in two patients. Arch Toxicol. 2002;76(5–6):316–25.

104. Caramaschi F, del CG, Favaretti C, Giambelluca SE, Montesarchio E, Fara GM. Chloracne following environmental contamination by TCDD in Seveso, Italy. Int J Epidemiol. 1981;10(2):135–43.

105. Cook RR. Dioxin, chloracne, and soft tissue sarcoma. Lancet. 1981;1(8220 Pt 1):618–9.

106. Reggiani G. Acute human exposure to TCDD in Seveso, Italy. J Toxicol Environ Health. 1980;6(1):27–43.

107. Leijs MM, Amann P, Werthan A, et al. Skin manifestations in German workers with high occupational PCB exposure. Organohalogen Compd. 2014;76:1577–80.

108. Kawasaki G, Yoshitomi I, Yanamoto S, Yamada S, Mizuno A, Umeda M. Pigmentation of the oral mucosa by PCB poisoning in Yusho patients. Arch Oral Biol. 2013;58(9):1260–4.

109. Luecke S, Backlund M, Jux B, Esser C, Krutmann J, Rannug A. The aryl hydrocarbon receptor (AHR), a novel regulator of human melanogenesis. Pigment Cell Melanoma Res. 2010;23(6):828–33.

110. Zodrow JM, Tanguay RL. 2,3,7,8-tetrachlorodibenz o-p-dioxin inhibits zebrafish caudal fin regeneration. Toxicol Sci. 2003;76(1):151–61.

111. Shertzer HG, Nebert DW, Puga A, Ary M, Sonntag D, Dixon K, et al. Dioxin causes a sustained oxidative stress response in the mouse. Biochem Biophys Res Commun. 1998;253(1):44–8.

112. Tritscher AM, Seacat AM, Yager JD, Groopman JD, Miller BD, Bell D, et al. Increased oxidative DNA damage in livers of 2,3,7,8-tetrachlorodibenzo-p-dioxin treated intact but not ovariectomized rats. Cancer Lett. 1996;98(2):219–25.

113. Osborne R, Greenlee WF. 2,3,7,8-Tetrachlorodibenzo-p-dioxin (TCDD) enhances terminal differentiation of cultured human epidermal cells. Toxicol Appl Pharmacol. 1985;77(3):434–43.

114. Merk H, Bolsen K, Lissner R, Goerz G. Hexachlorobenzene alteration of benzo[a]pyrene metabolism in porphyric and non-porphyric rats. IARC Sci Publ. 1986;77:461–3.

115. Geusau A, Jurecka W, Nahavandi H, Schmidt JB, Stingl G, Tschachler E. Punctate keratoderma-like lesions on the palms and soles in a patient with chloracne: a new clinical manifestation of dioxin intoxication? Br J Dermatol. 2000;143(5):1067–71.

116. Coenraads PJ, Olie K, Tang NJ. Blood lipid concentrations of dioxins and dibenzofurans causing chloracne. Br J Dermatol. 1999;141(4):694–7.

117. Ono R, Kagawa Y, Takahashi Y, Akagi M, Kamei C. Effect of 2,3,7,8-tetrachlorodibenzo-p-dioxin on scratching behavior in mice. Int Immunopharmacol. 2010;10(3):304–7.

118. Fischbein A, Rizzo JN, Solomon SJ, Wolff MS. Oculodermatological findings in workers with occupational exposure to polychlorinated biphenyls (PCBs). Br J Ind Med. 1985;42(6):426–30.

119. Hicks N, Zack M, Caldwell GG, McKinley TW. Lifestyle factors among patients with melanoma. South Med J. 1985;78(8):903–8.

120. Loomis D, Browning SR, Schenck AP, Gregory E, Savitz DA. Cancer mortality among electric utility workers exposed to polychlorinated biphenyls. Occup Environ Med. 1997;54(10):720–8.

121. Jang MS, Jang JG, Han SH, Park JB, Kang DY, Kim ST, et al. Clinicopathological features of mycosis fungoides in patients exposed to agent orange during the Vietnam War. J Dermatol. 2013;40(8):606–12.

122. Akhtar FZ, Garabrant DH, Ketchum NS, Michalek JE. Cancer in US air force veterans of the Vietnam war. J Occup Environ Med. 2004;46(2):123–36.

123. Gallagher RP, Macarthur AC, Lee TK, Weber JP, Leblanc A, Mark EJ, et al. Plasma levels of polychlorinated biphenyls and risk of cutaneous malignant melanoma: a preliminary study. Int J Cancer. 2011;128(8):1872–80.

124. Silberberg I, Baer RL, Rosenthal SA. The role of Langerhans cells in allergic contact hypersensitivity. A review of findings in man and guinea pigs. J Invest Dermatol. 1976;66(4):210–7.

125. Bos JD. Huid en afweer, inaugural oration. Int Rev Cytol. 1991. Amsterdam, Bohn, Stafleu, van Loghum.

126. ten Tusscher GW, Leijs MM, Olie K, Ilsen A, Vulsma T, Koppe JG. Findings on prenatal, lactational and later childhood exposure to dioxins and dioxin-like compounds: a review of the Amsterdam-Zaandam cohort 1987–2005. AIMS Environ Sci. 2015;2(1):1–20.

127. Serdar B, Leblanc WG, Norris JM, Dickinson LM. Potential effects of polychlorinated biphenyls (PCBs) and selected organochlorine pesticides (OCPs) on immune cells and blood chemistry measures: a cross-sectional assessment of the NHANES 2003–2004 data. Environ Health. 2014;13:114.

128. Boule LA, Winans B, Lawrence BP. Effects of developmental activation of the AhR on CD4 + T-cell responses to influenza virus infection in adult mice. Environ Health Perspect. 2014;122:1201–8.

129. Geusau A, Khorchide M, Mildner M, Pammer J, Eckhart L, Tschachler E. 2,3,7,8-Tetrachlorodibenzo-p-dioxin impairs differentiation of normal human epidermal keratinocytes in a skin equivalent model. J Invest Dermatol. 2005;124(1):275–7.